체질 맞춤 다이어트

체질 구별법부터, 식단, 지압, 스트레칭, 차 레시피까지

체질 맞춤 다이어트

최인서 지음

시월

프롤로그

다이어트는 여전히 많은 사람의 고민이자 숙제입니다. 몇 년째 반복되는 새해 목표이기도 하고, 매일매일 '내일부터 반드시!'를 외치게 하는 허망한 메아리이기도 합니다. 어떤 이유로든 이 책을 읽고 있는 여러분도 마찬가지겠지요. 대부분 난무하는 정보의 홍수 속에서 유행한다는 다이어트 방법을 시도해 봤을 겁니다. 디톡스가 좋다더라, 1일 1식이 좋다더라, 다이어트의 핵심은 저탄고지라더라, 몸에 다소 무리가 갈지언정 그래도 살을 빼려면 원푸드를 해야 한다더라, 탄수화물이 살이 되지 않게 만들어 주는 약이 있다더라 등등.

이렇게 좋다는 다이어트 방법들이 지천으로 널려 있는데 왜 우리는 매번 다이어트에 실패하고, 체중계 위에서 절망하는 걸까요? 의지가 부족해서일까요? 설령 죽을 만큼 노력해서 내가 원하는 날씬한 몸을 갖게 되었다고 해도 이렇게 힘들게 몸을 만들어야만 한다면 그 상태를 계속 유지하는 것은 과연 가능한 일일까요? 세상은 이렇게나 넓고, 맛있는 음식은 이렇게나 많고, 우리 같은 대다수의 평범한 사람은 하루하루의 밥벌이 자체만으로도 너무나 고단하고 치열한데 말입니다.

『체질 맞춤 다이어트』는 이런 고민에서 출발했습니다. 좀 더 쉽게 살을 빼면서, 건강한 몸도 만들 수 있고, 아주 약간의 관리만으로 계속 유지할 수 있다면 그것이 가장 좋은 다이어트가 아닐까요?

그 방법을 말씀드리기 전에 우선 '왜 살이 찌는가'에 대해서 알아보도록 하겠습니다.

살이 쪘다는 것은 우리 몸이 항상성 조절에 실패했다는 의미다

흔히 일상생활에서 '스트레스받는다'는 표현을 자주 사용합니다. 하지만 정작 스트레스의 정의를 정확히 아는 사람은 많지 않을 거예요. 사실 요즘 스트레스라는 단어를 워낙 자주 사용해서 그 의미가 모호해진 경향이 있습니다.

스트레스란 정확히 말하자면 '몸의 항상성을 깨뜨리는 무언가(something)'입니다. 우리 몸은 대체로 늘 현재의 상태를 유지하려고 노력합니다. 온갖 변화무쌍한 환경 속에서 체온, 혈압, 혈당 등을 일정하게 유지하려는 힘. 그게 바로 항상성입니다.

그런데 스트레스란 몸의 항상성을 깨는 것이라고 했죠. 그럼 예를 들어 볼까요? 가령 막대사탕을 먹다가 떨어뜨렸다면, 이 사건은 나한테 어떤 변화도 일으키지 않을 것이기 때문에 스트레스가 아닙니다. 그런데 사랑하는 사람과 이별했다면? 엄마가 갑자기 쓰러졌다면? 이건 나한테 엄청난 변화를 일으킵니다. 별일이 아니지 않죠. 그러니 스트레스라고 할 수 있습니다.

이러한 맥락에서 비만은 내분비계의 교란(호르몬 변화)을 일으키므로, 스트레스의 일종이라고 할 수 있습니다. 그렇기 때문에 우리는 비만에 대해 얘기하기 전에 스트레스에 대해 먼저 알아야 합니다.

스트레스는 크게 2가지 특징이 있습니다.

① 사람마다 스트레스가 되는 일이 다릅니다.

위에 들었던 예시를 다시 활용해 볼까요? 제가 막대사탕을 떨어뜨렸다면, 이 사건은 저한테 어떤 감정적 변화도 일으키지 않을 것이기 때문에 스트레스가 아니겠지요. 하지만 3살 조카에겐 엄청난 스트레스일 수 있습니다. 즉, 같은 사건이 누구에겐 스트레스로 작용할 수 있고, 누구에겐 스트레스로 작용하지 않을 수 있어요. 반대로 완전히 다른 사건이지만 사람에 따라 같은 스트레스 반응을 유발할 수 있습니다. 누구한테는 단체 생활이 스트레스인데, 누구한테는 말할 사람 없이 혼자 있는 게 스트레스인 것처럼요.

② 사람마다 스트레스를 받았을 때 나타나는 증상이 다릅니다.

쉽게 말하면 저는 스트레스를 받으면 식욕이 미친 듯이 폭발하는데, 친구는 하나도 못 먹습니다. 저에게 작가인 친구가 있는데 지금 둘 다 똑같이 원고 마감 때문에 스트레스를 받고 있습니다. 그런데 저는 살이 찌고, 그 친구는 살이 빠져요. 왜 그럴까요? 인체는 스트레스를 받으면 교감신경계가 흥분하여 에피네프린, 노르에피네프린이라는 신경전달물질이 분비되고, 부신에서는 당질코르티코이드가 분비됩니다. 여기까지는 같습니다. 하지만 이렇게 같은 호르몬이 분비되더라도 사람마다 다른 증상, 다른 기전이 작동됩니다. 개개인마다 호르몬에 반응하는 장기의 민감성이 다르기 때문입니다. 쉽게 말해 같은 강도의 스트레스를 받았더라도 어떤 사람은 A라는 기능이 과하게 활성화되는 반면, 어떤 사람은 A라는 기능이 멈춰 버립니다. 이런 이유 때문에 누구는 식욕이 폭발하는데, 또 누구는 아무것도 먹기 싫어지는 것이죠. 어떤 경우든 항상성이 깨진다는 점에서 좋은 상태는 아니지만 질병이나 비만에 이르도록 하는 메커니즘 자체는 사람마다 다르다는 점을 기억해야 합니다.

비만은 체질에 따라 다르게 접근해야 한다

스트레스는 1936년 내분비학자였던 한스 셀리에Hans Selye 박사가 '스트레스 학설'을 제창하며 본격적으로 연구되기 시작했습니다. 그 이전까지는 스트레스에 대해 명확히 규명된 것이 없었어요. 그저 경험적으로 사람마다 몸의 반응이 다르게 나타나더라, 누구는 스트레스를 받으면 먹어서 살이 찌는데 누구는 안 먹어서 위궤양이 생기더라, 아마도 성격이 영향을 미치는 것 같다는 정도에 그치는 수준이었습니다. 사실 의학이든 과학이든 동일한 조건에서 실험했을 경우 100%에 수렴하면 할수록 신뢰성이 쌓이는 학문인데 스트레스에 한해서는 그 결과가 제각각이니 아마 연구하는 사람들도 스트레스를 꽤 받았을 거예요. 시간이 많이 지나서 이런 결과는 이런 메커니즘이고, 저런 결과는 저런 메커니즘이더라는 식의 데이터는 많이 쌓였지만 도대체 왜 똑같이 스트레스를 받았을 때 각각 다른 결과를 보이는지에 대해서는 개인의 성격이 반영된 것 같다는 막연한 임상적 견해만 있을 뿐이었습니다. 현대에 와서는 유전자 정보를 분석하여 쉽게 걸릴 수 있는 질병을 미리 예측하고 대비하는 방향으로 의학이 발전해 가고 있죠.

그런데 놀랍게도, 한스 셀리에 박사가 태어나기도 전에 이런 연구를 하신 분이 한국에 계셨으니 그가 바로 동무 이제마 선생입니다. 물론 이제마 선생이 스트레스라는 이름을 붙이지는 않았지만요. 이제마 선생이 창시한 의학 이론을 사상의학이라고 하는데요. 전 세계에서 한의학Korean Medicine만이 가지는 독창적인 이론으로서 1894년에 『동의수세보원』을 발간하며 세상에 나오게 되었습니다.

그는 같은 처방인데 누구는 낫고 누구는 낫지 않는 현상, 심지어 부작용까지 생기면서 더 심해지기도 하는 현상을 보면서 그 원인에 대해 오래도록 연구했습니다. 결국 같은 병이라도 사람마다 질병이 나타나는 기전이 다르고, 그렇기 때문에 치료하는 약이 달라야 한다는 사실을 깨닫게 됩니다. 사상의학은 이런 사실을 하나의 이론으로 정립한 것이라고 할 수 있습니다. 사상의학은 사람을 네 가지로 분류합니다. 각각의 특징에 따라 태양인, 태음인, 소양인, 소음인이라고 부릅니다. 그리고 각각의 체질에 따라 몸의 항상성을 무너뜨리는 것이 다르고, 무너질 때 기전이 다르고, 질병이 다르고, 따라서 치료하는 약이 다르고, 건강한 몸을 위해 즐겨먹어야 하는 음식과 평소의 마음가짐이 다르다고 설명합니다.

이제 앞서 한 질문에 대한 답을 얘기할 시점인 것 같습니다. 가장 쉽고, 빠르고, 건강하게 살을 빼는 방법은 무엇일까요? 저는 그 답을 사상의학에서 찾습니다. 우리의 몸은 다 다릅니다. 얼마 전 TV 프로그램에서 한 연예인이 자신의 몸 관리 비법으로 몇 년째 탄수화물을 먹지 않는다고 말한 것을 본 적이 있습니다. 누군가에게는 이 방법이 맞을 수도 있습니다. 참고로 저는 한의사로서 소위 저탄고지 다이어트를 크게 추천하지는 않습니다. 대부분의 평범한 직장인이나 학생이 사회생활을 하면서 탄수화물을 섭취하지 않기가 현실적으로 어렵기도 하고, 세상에는 맛있는 탄수화물이 너무도 많기 때문입니다. 이런 개인적인 의견은 제쳐 두더라도 체질에 따라 반드시 탄수화물을 섭취해야만 하는 사람도 있습니다. 그런 체질은 탄수화물을 끊으면 살이 빠지기는커녕 몸이 망가집니다.

그래서 체질을 알아야 합니다. 체질에 맞는 다이어트를 해야 합니다. 물론 그렇다고 해도 다이어트란 결코 쉬운 일이 아닙니다. 세상에서 가장 힘든 일 중 하나라고 생각합니다. 기존에 굳어진 습관을 새로운 습관으로 바꾸는 일이기 때문입니다. 하지만 제대로 된 방법을 통해 한번 새로운 습관을 들이고 나면 그다음부터는 시간문제입니다. 나중엔 건강을 관리해야 한다는 약간의 깨어 있음만으로도 충분히 날씬한 몸매를 유지할 수 있습니다.

제대로 된 방법이란 결국 나에게 맞는 다이어트 방법을 찾는 것입니다. 체질에 따라 먹으면 배고프지 않고도 살을 뺄 수 있습니다. 체질에 따라 차를 마시면 좀 더 쉽게 식욕을 참을 수 있습니다. 적절한 지압과 스트레칭을 병행하면 기초대사량을 올리는 데 도움을 줍니다. 이 책에서는 운동도 조금 다른 관점에서 접근합니다. 근육을 키우는 것이 목적이 아니라 몸의 균형을 맞추는 것을 중점으로 합니다. 이 모든 과정을 통해 제가 목표로 하는 것은 항상성이 무너진 몸, 또는 항상성이 무너지려고 하는 몸을 건강한 상태로 되돌리는 것입니다. 여기에 그치지 않고 체질에 따라 관리하면서 그 상태를 유지하는 데 있습니다. 단언컨대 건강한 몸은 살이 찌지 않기 위해 안간힘을 씁니다. 먹고 싶은 것을 먹어도 살이 찌지 않습니다.

이런 몸, 되고 싶지 않나요? 지금부터 천천히 따라와 주세요. 하나부터 열까지 모두 알려 드리겠습니다.

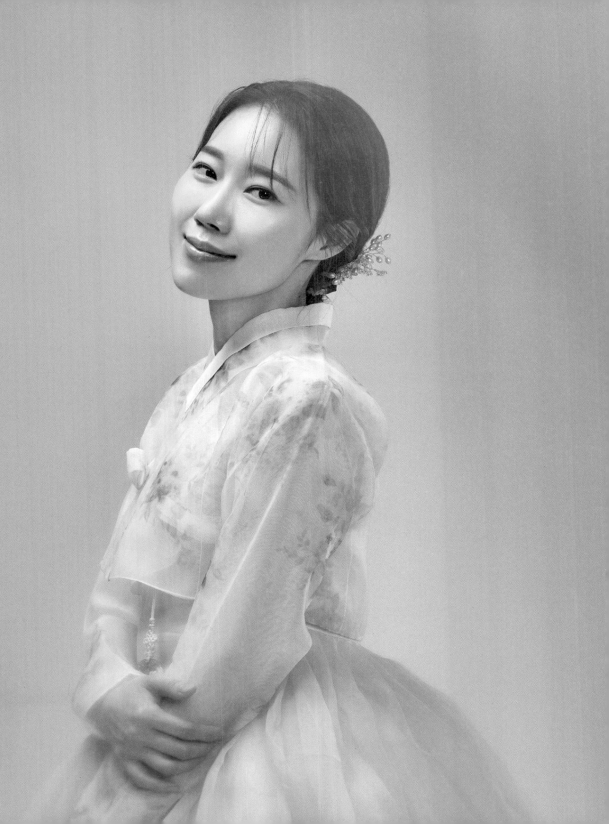

목차

PART3. 지압법과 스트레칭

PART 4. 차 레시피

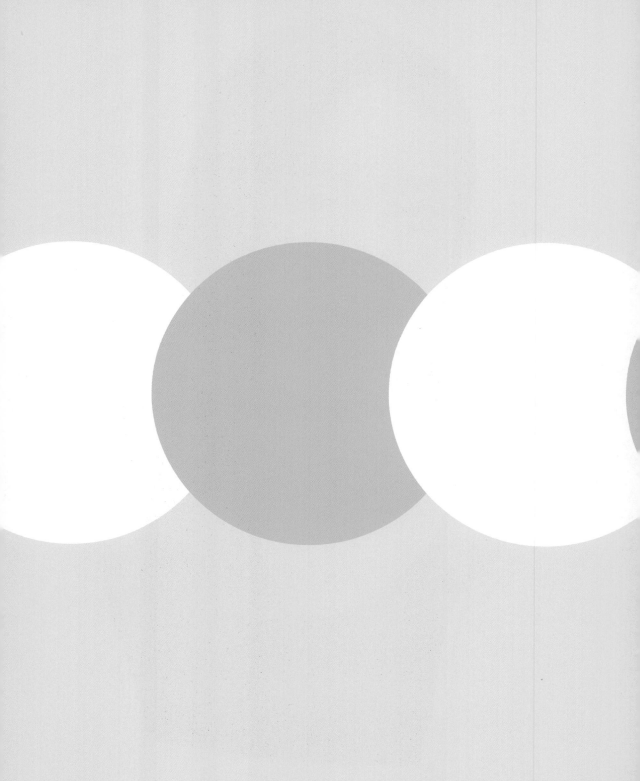

PART1

다이어트의 시작
체질 이해하기

1

체질은 왜 중요할까?
나의 경험

우선 제 얘기를 좀 해 볼까 합니다. 저는 키 167cm에 55~56kg을 왔다 갔다 하는 그야말로 보통 체형이었습니다. 규칙적인 생활 패턴을 가지면서 이 몸무게를 꽤 오래 유지했는데요. 갑자기 68kg까지 증가한 결정적인 사건이 있었습니다. 한의원을 개원했는데, 초기에 사기를 당한 겁니다. 사회생활을 시작한 지 얼마 되지도 않으면서 덜컥 개원한 것이 잘못이었을까? 꼼꼼하게 챙기지 못한 것이 잘못이었을까? 사실 정말 잘못한 것은 사기를 친 그 사람이지만 이때만 해도 모든 것이 내 잘못 같았습니다.

이 사기 사건이 저에게는 아주 큰 스트레스가 된 셈이었죠. 우울한 마음에 퇴근하면 항상 맥주를 마셨습니다. 한잔 술로 스트레스를 푼다는 것, 퇴근 후의 소주 한잔이 얼마나 따뜻한 위로이고 즐거움인지 잘 알지만 다이어트에 술은 절대 금물이라는 점을 꼭 명심하면 좋겠습니다. 어쨌든 저는 술을 마시면 그렇게 아이스크림이 먹고 싶어지더라고요. 평소엔 조절해 먹는 간식거리가 술을 마셔서 뇌가 해방(?)되면 무한정 들어갑니다. 아이스크림을 먹으면 속이 너무

차가운 것 같으니, 빵과 과자로 조금 따뜻하게 해 주고 그러면 또 목이 마르니 술을 마십니다. 당분과 알코올로 한껏 기분이 좋아지면 그때부터 요리를 시작합니다. 소시지, 스팸, 달걀 그리고 치즈까지. 그렇게 먹고 나면 그제야 배가 좀 부르면서 겨우 잠을 청할 수 있었습니다.

이런 생활을 3~4개월 하다 보니 순식간에 68kg을 돌파했습니다. 물론 살이 쪘다는 것을 모르진 않았습니다. 어느 날부터 병원 가운이 조이고 바지 옆이 뜯어지기도 했지만 그냥 좀 쪘나 보다, 했을 뿐이었죠. 사실 바지야 넉넉한 사이즈로 하나 사면 되니 '몸무게가 좀 나가면 어때?' 하고 가볍게 생각했습니다. 살을 빼야겠다고 결심한 건 허리 통증이 극심해지고 나서였습니다. 원래도 길고 얇은 허리에 허벅지가 굵어서 짧은 닭 다리 모양의 체형인데, 여기에 살이 찌니까 허리가 미친 듯이 아파서 진료 보기가 힘든 지경까지 이르렀습니다. 게다가 몸이 무겁고 피곤해지면서 짜증과 함께 우울증도 심해졌고요.

통증이 한창 심할 때는 이러다가 한의사를 못 하는 건 아닐까? 하는 생각까지 할 정도였습니다. 그 무렵, 현재 상황을 곰곰이 따져 보니 사기를 당했고, 대출 이자와 월세를 내야 하고, 직원들 월급을 줘야 하고, 학자금 대출을 갚아야 했습니다. 이런 와중에 아파서 일을 못 한다는 건 절대로 있을 수 없는 일이었습니다.

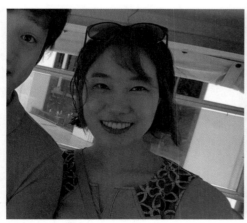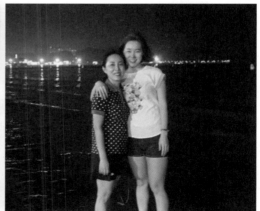

▶ 68kg이었던 시절

출연한 방송에서 다이어트를 결심하게 된 계기를 물어볼 때가 있습니다. 뭔가 거창하고 그럴듯한 얘기를 하고 싶지만 사실 별다른 이유가 없어요. 살기 위해서. 이게 전부였습니다. 왜, 전쟁이 나거나 재난 상황에는 우울증 환자가 없다고 하죠. 저에겐 이때가 전시 상황과도 같았습니다. 사기를 당하고 나서는 늘 죽고 싶다고 생각했는데, 막상 죽을 만큼 몸이 힘든 상태가 되니 살고 싶어지더라고요. 이왕이면 잘.

그렇게 다이어트를 결심하고 나서 조금씩 생활 패턴과 습관을 바꿔 나갔습니다. 처음엔 무작정 헬스장에 가서 운동하고 가급적 적게 먹었습니다. 특히 탄수화물을 거의 안 먹었는데, 나름 빵순이에 초콜릿 중독자였던 제가 얼마나 결연했는지 알 수 있는 대목이죠. 열심히 운동하는 모습을 보고 담당 PT 선생님이 기왕 이렇게 하는 거 머슬마니아에 도전해 보는 게 어떻겠느냐고 제안하더군요. 처음엔 그저 재미있겠다고 생각했습니다. 다이어트를 하는 데 있어 또 다른 목표가 있다면 동기부여도 더 잘될 테고요. 새로운 목표가 생기니 식단을 관리하는 것도, 운동도 집중이 더 잘됐습니다.

그러다 어느 순간부터 이상하게 살도 안 빠지고, 근육이 붙는다는 느낌도 들지 않았습니다. 대회에 나가려면 근육을 더 키워야 하는데 그게 안 되니 당연히 닭 가슴살의 섭취를 늘렸죠. 그런데도 무게를 더 올릴 수가 없었습니다.

아무리 노력을 해도 몸은 제자리를 맴돌아서 답답하던 차에 문득 번개같이 머릿속을 스치고 가는 것이 있었습니다. 지금 와 생각해 보면 제가 절망의 늪에서 허우적대지 않고 계속 한의사 최인서로 살아갈 수 있는 계기가 된 것이 다이어트 결심이라면, 방송을 하고 이 순간 『체질 맞춤 다이어트』의 원고를 쓸 수 있게 된 계기는 바로 제가 놓치고 있던 것을 깨닫게 된 그 순간일지도 모르겠습니다. 이때 제가 깨달은 것은 이겁니다.

'참… 나 한의사였지?'

그렇게 긴 시간 공부하고 연구하고, 만난 수많은 사람의 몸을 치료해 놓고서 정작 그 이론을 제 몸에는 적용하지 않았다는 걸 안 것이죠.

저는 태양인으로, 특성상 스트레스를 받으면 당질코르티코이드라는 호르몬 때문에 근육이 쇠약해집니다. 호르몬의 작용으로 근육의 단백질인 아미노산을 포도당으로 전환하기 때문에 근육을 새로 만들지 못하는 것입니다. 어려운 말 같지만 풀어서 얘기하면 이렇습니다.

'태양인이 지방을 줄이고 근육을 늘리려면 탄수화물을 적당히 섭취해야 한다.' 그때부터 당장 탄수화물 섭취를 늘렸습니다. 당시 같이 대회 준비한 팀원 중 제가 탄수화물을 가장 많이 먹었습니다. 심지어 담당 PT 선생님도 나처럼 많이 먹는 여자 선수는 처음 봤다고 할 정도였으니까요. 다른 여자 선수들은 탄수화물 음식을 하루 300g 정도 섭취하는 데 비해 저는 500~600g 정도를 먹었습니다. 그랬더니 자연스럽게 몸에 힘이 생기면서 무게를 더 올릴 수 있었고, 근육도 커지기 시작했습니다. 근육량이 증가하면서 지방은 더 쭉쭉 빠지게 되었고요.

심지어 이런 일도 있었습니다. 머슬마니아 대회 일주일 전 몸에 기운이 너무 없고, 운동하는데 눈물이 날 정도로 힘들었습니다. 정말 모든 걸 포기하고 싶을 정도로 몸도 마음도 지쳐 있던 터라 집에 가는 길에 충동적으로 생크림 빵을 3개나 사 먹었습니다. 사실 대회 일주일 전부터는 하루하루를 어떻게 보내느냐에 따라 순위에 들 수도 있고, 탈락할 수도 있기에 식단을 극단적으로 관리하기 마련입니다. 그런 와중에 생크림 빵을 3개나 먹었으니…. 그런데 다음 날 어떤 일이 벌어졌을까요? 살이 더 빠졌습니다. 신기한 일이죠?

이것이 태양인의 몸입니다. 사실 이때 이후로 한 번 더 먹어 볼까 했지만 대회도 코앞이고, 계속 먹다가는 지방이 늘어날 수도 있어서 더 실험해 보진 못했습니다. 다만 감사하다는 기도를 백 번은 한 것 같아요.

이런저런 우여곡절과 눈물 끝에 치러진 대회에서 기쁘게도 저는 한의사 최초로 머슬마니아 TOP 5 안에 들어 입상하는 영광을 누릴 수 있었고, 이런 이력이 특이했는지 방송가에서 연락이 오면서 지금은 한의원 진료 외에 다양한 건강 프로에서 활동을 이어 가고 있습니다.

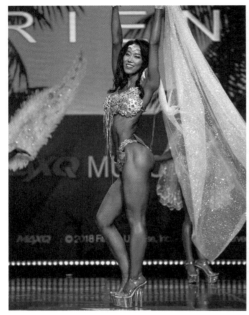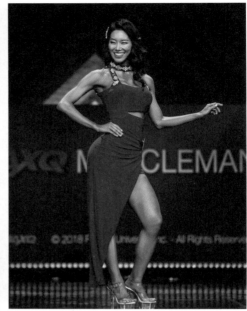

▶ 머슬마니아 대회 당시

　　아직도 저는 TV에 나오는 스스로가 신기해서 꿈같을 때가 가끔 있습니다. 매일매일을 우울하게 보내던 제가, 부끄러움도 많고 낯가림도 심한 제가, 살 때문에 허리가 너무 아파서 한의사를 계속할 수 있을까 고민했던 제가 이제는 방송에 나와서 대중에게 건강한 식단과 다이어트에 관해 얘기하고 있다니요! 무엇보다 이제 더는 허리가 아프지 않고 우울하지 않습니다. 오히려 하루하루가 설레고 즐겁습니다. 힘든 날도 있지만 금세 원래대로 돌아옵니다. 몸도 마음도 항상성을 찾았다고 할 수 있겠죠. 저의 현재 상황이 많이 바뀌었거나 돈을 많이 벌었기 때문이냐고 묻는다면 딱히 그렇지도 않습니다. 이런저런 부수입이 조금 늘었지만 여전히 대출이자를 내야 하고, 월세를 내야 하고, 직원들 월급을 줘야 합니다. 그저 최인서라는 사람의 몸과 마음이 바뀌었을 뿐이죠.

　　저 자신도 그랬지만 너무 많은 사람이 다이어트는 굶어야 한다, 죽도록 운동해야 한다,

어차피 시간이 지나면 원래 몸으로 되돌아온다, 닭 가슴살과 채소만 먹어야 한다, 탄수화물은 무조건 안 먹어야 한다는 등의 편견을 가지고 있습니다. 심지어 어떤 통계에서는 요요가 올 확률이 95% 이상이라며, 비만은 난치병이라고도 합니다. 이런 얘기를 듣게 되면 그나마 조금 있던 다이어트에 대한 의지마저 증발해 버리고, 다이어트는 너무나 높고 견고한 벽처럼 느껴지게 마련이죠. 참고로 우리나라 암 완치율은 65%라고 하는데, 비만은 그렇게 좋다는 제품과 시술과 다양한 이론에도 성공률이 겨우 5%인 것을 생각하면 정말 난치병이 맞는지도 모르겠습니다.

하지만 저는 일상에서 '한 끗'만 바꾸면 누구나 8kg은 뺄 수 있다고 확신합니다. (경도 비만이라는 전제하에!) 저 역시도 지금은 먹고 싶은 음식을 먹으면서 건강한 몸을 유지하고 있습니다. 아마 일 년 365일 내내 식단을 관리하고 운동하면서 살아야만 한다면 이 상태를 유지할 수 없었겠죠.

한의학에서 너무나 유명한 말이 하나 있습니다.

通卽不痛, 不通卽痛
통즉불통, 불통즉통

순환이 잘되어서 일정 상태를 유지하는 몸은 질병이 없고, 순환이 안 되어서 일정 상태를 유지하지 못하는 몸은 질병이 생겨 아프다는 뜻입니다.

우리가 다이어트를 위해 할 일은 자신의 체질을 알고, 몸의 항상성이 무너질 때 보내는 신호를 알아채고, 똑똑하게 먹고, 잘 자고, 잘 싸는 일입니다. 이게 바로 제가 앞으로 얘기할 '한 끗 차이'입니다.

2

체질은 왜 중요할까?
그의 경험

평소와 다름없는 어느 날, 환자 한 분이 찾아왔습니다. 이 환자를 유독 기억하는 특별한 이유가 있습니다. 그는 다이어트에 굉장히 신경 쓰는 타입이었는데, 노력에 비해 살이 잘 빠지지 않는다는 것이었죠. 그러면서 이런 말을 덧붙였습니다.

"방송에서 좋다는 레몬밤 차도 마시고, 차전자피도 마시고, 계피차도 마시고, 팥도 끓여 먹고 있는데, 살이 1kg도 안 빠져요!"

이 말을 듣는 순간 머리를 한 대 얻어맞은 것 같았습니다. 이유는 이렇습니다. 레몬밤도, 차전자피도, 계피도, 팥물도 모두 살 빼는 데 어느 정도 도움이 되는 것은 맞습니다. 하지만 중요한 것은 이게 모두에게 그렇지는 않습니다. 누군가에게는 살이 빠지는 '약'이 누군가에게는 기운을 떨어뜨리는 '독'이 될 수 있다는 것을 깨달은 것이죠.

이게 사실 방송의 맹점이기도 하지요. 예를 들어 홈쇼핑에서 레몬밤을 팔면서 "이런 분들에게는 도움이 되지만 이런 분들에게는 해로울 수 있으니 사지 마십시오"라고 솔직하게 말해서 적용 대상을 줄여 버리면 판매에 해가 되겠지요. 건강 정보 프로그램도 마찬가지입니다. 좀 더 많은 사람이 보게 하려면 아무래도 제품의 한계점(?)을 솔직히 오픈하지 않는 편이 좋을 겁니다. 또 엄밀히 따지면 이런 '건강기능식품'들은 건강 측면에서는 확실히 도움이 되지만 다이어트 측면에서 보자면 그 효과는 사람마다 좀 다릅니다.

좀 더 명확한 이해를 돕기 위해 앞의 환자분이 섭취한 차들을 하나하나 살펴보겠습니다.

· **레몬밤**　저도 예전에 한 프로그램에서 레몬밤을 먹고 효과를 봤다고 소개한 적이 있습니다. 다이어트를 결심할 당시 저는 극도의 스트레스를 받고 있던 터라 스트레스 호르몬(당질코르티코이드)이 지방을 잡고 있고 또 숙면을 취하기 어려웠는데 이때 레몬밤의 도움을 받은 적이 있습니다. 레몬밤은 혈관을 확장해 혈압을 내리고 신경을 안정시키는 효과가 있습니다. 그래서 스트레스로 인한 불면증, 스트레스성 폭식을 하는 사람이 레몬밤 차를 섭취하면 신경 안정, 숙면, 혈관 건강 등에 도움이 됩니다. 자연스럽게 몸이 건강해지면서 살이 빠지는 효과도 거둘 수 있습니다. 레몬밤은 예민하고, 화를 잘 내고, 스트레스성 폭식 때문에 살이 잘 찌는 소양인에게 특히 좋습니다.

· **차전자피**　차전자는 변비에 사용하는 약재입니다. 변을 며칠 동안 못 봐서 아랫배가 무겁고 혹은 매일 보는데도 시원하게 안 나오고, 잔변감이 있는 사람들에게 좋습니다. 변을 잘 본다는 것은 다이어트에는 물론이고 건강 측면에서도 아주 중요합니다. 변비가 있으면 암모니아, 황화수소 등 나쁜 가스가 발생하고 이것이 혈액으로 흡수되어 몸 곳곳에 기능장애를 일으키니까요. 그러니 대변을 못 봐서 몸이 붓는 사람이 차전자피를 먹으면 독소가 배출되면서 몸이 건강해지고 살이 빠지는 것이죠. 차전자피 역시 소양인에게 이롭습니다.

- **계피차**   계피는 따뜻한 성질이 있으면서 인체 기 순환, 특히 상체 혈액순환을 도와줍니다. 그래서 평소에 몸이 차고 입맛도 없고 목과 어깨가 뭉쳐 있는 사람에게 좋습니다. 차가운 몸이 따뜻해지면서 열도 나고, 입맛도 돌고, 뭉쳤던 목과 어깨가 풀리니 몸이 가벼워지는 것입니다. 그러니 대사량 저하로 몸무게가 늘어났다면 살이 빠지는 효능을 볼 수도 있습니다. 따뜻한 성질의 계피는 소음인의 약재로 사용합니다. 소음인은 위장이 차가워지는 경우가 많은데요. 이렇게 냉해진 소음인의 위장에 따뜻한 계피가 들어가면 속도 따뜻해지고, 기를 순환시켜 주면서 컨디션을 회복할 수 있습니다.

- **팥물**   팥은 차가운 성질로 이뇨 작용이 있어 부기 빼는 데 좋습니다. 그래서 평소 몸에 열이 많고, 소변량이 적거나 찔끔찔끔 자주 보는 사람들에게 특히 좋습니다. 열이 많아서 수분이 부족한 몸에 시원한 팥물이 들어가면 열도 식고 수분도 공급되니 더할 나위가 없겠지요. 더운 한여름에 시원한 수박 한 조각 먹을 때의 기분을 생각해 보면 됩니다. 몸이 날아갈 듯이 개운하고 행복하지 않나요? 팥물이 들어간 몸이 딱 그렇습니다. 단 몸에 열이 많다는 전제하에 말이죠. 이런 경우 몸의 상태가 정상화되면서, 그로 인해 안 나오던 소변이 시원하게 나오게 되니 역시 체중 감량의 효과가 있습니다. 팥은 열이 많은 태음인과 소양인 모두에게 적용할 수 있습니다.

자, 여기까지 읽었다면 왜 저에게 그 환자가 특별히 기억에 남았는지 이해할 수 있을까요?

레몬밤, 차전자, 계피, 팥은 모두 나름의 좋은 효능을 가지고 있습니다. 잘만 섭취한다면 건강한 몸을 만드는 데 큰 도움을 받을 수 있죠. 다만 이 좋은 약재들이 나와 맞는지가 중요합니다. 만약 이 환자분이 소양인이었다면 우리 한의원에 오지 않았을지도 모르겠습니다. 그런데 안타깝게도 그분은 소음인이었어요.

그러니 차가운 속은 더 차가워지고, 원래 대변과 소변 기능이 뛰어난데 그 기능이 과해져 소변량은 많아지고, 변이 설사처럼 나오니 기운이 쭉쭉 빠지게 된 것입니다. 기운이 빠지면 입맛이 없어져 먹는 양이 줄어듭니다. 신기한 것은 소음인은 안 먹으면 살이 빠지는 게 아니라 오히려 몸이 붓습니다. 그러니 그 환자분 입장에선 나름 몸에 좋다는 차도 챙겨 먹고 딱히 음식을 많이 먹지도 않는데 늘 기운은 없고 살은 안 빠지니 도대체 이게 무슨 일인지 답답했겠지요.

만약 제가 체질에 대한 개념이 없었다면 일반적으로 그러하듯 식욕을 억제하는 대표적인 약재인 마황을 처방했을지도 모르겠습니다. 참고로 마황은 식욕을 억제하면서, 신진대사량을 올려 땀 배출을 돕습니다. 먹지 않아서 살이 찐 소음인에게, 안 먹어도 살찐다는 말만 듣고 마황을 처방하면 어떻게 될까요? 잘못하면 응급실에 실려 갈 수도 있습니다. 대소변으로 이미 많은 양의 물이 나가고 있고 몸의 기운이 쭉 빠져 있는 사람한테, 운동장을 열 바퀴 뛰라고 하는 것과 다름없는 상황일 테니까요.

이 환자분에겐 위장을 따뜻하게 해 주고, 기운이 나고, 혈액을 만드는 데 필요한 각종 약재를 처방했습니다. 그리고 본인에게 맞는 차 종류(계피차, 귤껍질차, 꿀차, 생강차 등)를 알려 줬는데, 다행히 그날 이후로 몸이 다시 가벼워졌다더라고요.

이렇게 매일 마시는 차가 나와 맞는지 여부에 따라 살이 찔 수도, 빠질 수도 있습니다. 차뿐만 아니라 앞으로 소개할 음식도 같은 맥락입니다. 예를 들어 감자와 고구마 중에 뭐가 더 다이어트에 좋을까요? 이제 말씀드리지 않아도 답을 알 거라고 생각하는데요. 체질에 따라 다릅니다. 누구에게는 감자가 더 좋고, 누구에게는 고구마가 더 좋습니다. 나를 알고 적을 알면 백전불태라고 하지요. 우리의 목표가 다이어트라고 한다면 여기서 적은 나에게 해로운 음식, 나에게 해로운 차라고 할 수 있습니다. 적을 제대로 알고 최대한 피하면서 나에게 좋은 음식 위주로 먹는다면 자연스럽게 우리 몸의 항상성이 회복되지 않을까요?

이런 내용에 대해 살펴보기 전에 알아야 할 것이 있습니다. 적을 공부하기 전에 먼저 '나'에 대해서 알아야겠지요. 다음 장에서는 나의 몸과 체질을 파악해 보겠습니다.

3

체질별 특징과
나의 체질 알아보기

짝짝짝! 사상 체질 상담소에 온 것을 환영합니다. 이번 장에서는 여러분의 체질을 알아보도록 하겠습니다. 요즘에 MBTI 같은 성격 검사가 유행인 것 같습니다. 나도 내가 누구인지 잘 모르겠으니, 어떤 근거를 통해 내가 어떤 사람인지 규정해 주면 좋겠다는 근본적인 호기심 때문이 아닌가 싶어요.

사상 체질도 그런 성격 검사와 궤를 같이하는 지점이 있습니다. 대개는 한의원에 내원하는 비만 환자분을 대상으로 상담을 진행하는데요, 나름 굉장히 반응이 좋은 편입니다.

책이라는 특성상 어느 정도 한계는 있겠지만 최대한 스스로 자신의 체질을 파악할 수 있도록 구성했습니다. 다만 자신의 체질을 정확히 알려면 전문가와 상담하고, 문진표를 작성하고, 진맥도 받아 보는 것이 가장 좋습니다. 따라서 본문을 읽어도 내 체질을 잘 모르겠다면 이번 기회에 가까운 한의원을 방문하여 자신의 체질에 대해 정확히 알아 두면 좋겠습니다.

본격적으로 체질별 특성을 풀어 나가기에 앞서 몇 가지 말씀드리겠습니다.

첫째, 저는 사상 체질을 감별할 때 체형은 최대한 배제합니다. 현대사회에 들어오면서 워낙 변수가 많아지기도 했고, 성형과 화장술이 발달해서 체형을 중심으로 보는 것은 정확도가 떨어집니다. 그래서 오직 성정, 즉 성격에만 초점을 맞춥니다.

둘째, 『동의수세보원』에 나오는 어려운 언어들, 예를 들어 인륜이니, 세회니, 천시니 하는 단어들을 일일이 나열하면서 설명하지 않습니다. 어차피 전문가가 아니면 이해할 수 없는 내용인 데다 본질(本)을 파악하고 있다면 언어에 매달릴 필요는 없으니까요.

셋째, 한의사로서 저는 『사상심학』의 영향을 많이 받았습니다. 사상 체질의 성격 심리에 대해 더 깊이 알고 싶다면 한 번쯤 읽어 보길 권합니다.

그럼 지금부터 시작하겠습니다.

체질별 성격을 파악하는 핵심의 첫 번째는 '눈'입니다. 여기서 눈은 eye를 뜻하는 것이 아니라 관점 혹은 의식perspective을 말합니다.

무슨 의미냐면

내 눈이 미래를 보고 있다면 태양인입니다.
내 눈이 과거를 보고 있다면 태음인입니다.
내 눈이 타인을 보고 있다면 소양인입니다.
내 눈이 나를 보고 있다면 소음인입니다.

이 기준만으로는 내가 어떤 체질인지 완전히 파악하기가 힘듭니다. 4가지 체질이니까, 맞을 확률이 25%죠. 그래서 기준이 되는 것이 한 가지 더 있습니다.

혼자 있을 때 에너지가 충전되는 편이라면? 태양인 혹은 소음인입니다.

다른 사람(들)과 있을 때 에너지가 충전되는 편이라면? 태음인 혹은 소양인입니다. 그럼 적중률을 50%까지 올렸으니 각 체질의 성격에 대해서 더 구체적으로 알아보겠습니다.

눈이 미래에 있는 - 태양인

태양인은 세상을 보는 시야가 미래에 있는 만큼 과거에 대해 잘 기억하지 못하는 경향이 있습니다. 늘 미래를 보는 만큼 직관적이고, 시대적 변화를 잘 읽고, 판단 자체도 빠릅니다. 그래서 대체로 다른 체질들은 태양인을 잘 이해하지 못해요. 태양인은 자신이 왜 그렇게 판단했는지 설명하려고 하지만 잘하지 못합니다. 대부분의 태양인은 어떤 합리적 사고나 과거의 사례를 통해 결론을 도출하는 것이 아니라 거의 무의식적으로 판단을 하기 때문입니다. 일단 결정을 하고, 다른 체질들에 그 이유를 설명하기 위해 나름대로 논리를 만들지만 굉장히 어색합니다. 그래서 다른 체질들은 태양인을 약간 생각이 없다, 즉흥적인 사람이다 혹은 가볍다고 생각하기 쉽습니다. 하지만 태양인들은 굉장히 머리를 많이 쓰고 있는 겁니다. 외부 세계에 대한 정보들이 머릿속으로, 논리정연하게 a, b, c. d 순서로 들어오는 것이 아니라 h, a, z, c, q처럼 순서 없이 들어와요. 그러니 말이 꼬일 수밖에 없습니다.

미래를 보는 태양인의 관점은 사람을 대할 때도 여실히 드러납니다. 쉽게 말해서 그 사람의 현재 지위나 돈, 학벌보다는 미래 가능성을 봅니다. 그래서 대체로 누구한테나 평등합니다. 지위가 높다고 어려워하지도, 재물이 많은 사람이라고 특별히 여기지도 않아요. 반대로 가진 게 없다고 업신여기지도 않고요.

처음 만난 이와 잘 지내고 사람을 사귀는 데 적극적이어서 생소한 사람의 근심까지도 걱정해 줍니다. 다만 태양인들은 관계를 오래 유지한다고 해서 더 가까워지지 않아요. 자기만의 명확한 경계선이 있습니다. 그래서 사람들이 모인 자리에서 신나게 즐기고 얘기 나누지만 자세히 살펴보면 혼자 있는 시간을 좋아하고, 그렇게 혼자 있는 시간이 있어야만 에너지가 충전되어 다시 다른 사람들을 만날 수가 있습니다.

대부분의 태양인은 10년 된 친구나 방금 만난 친구나 별 차이 없이 대하기 때문에 어떤 사람들은 좀 섭섭해할 수 있습니다. 과거에 대해서도 잘 기억하지 못하는 편이라 가까운 사람 입장에서는 함께 추억을 쌓는 게 아니라 혼자 기억한다는 쓸쓸함을 느끼기도 합니다. 이런 이유로 태양인 주변에는 실속 없는 인간만 있는 경우도 많습니다. 혹시 태양인인 친구가 있는데 나에 대해서 잘 기억하고 있다면 당신은 그 태양인 친구가 정말 아끼는 사람인 거예요. 태양인 입장에서는 정말로 큰 노력이 필요한 일이거든요. 아마 수첩에 적어 놓고 달달 외웠을지도 모릅니다.

과거에 대한 태양인의 이런 성향은 꼭 '기억'에만 국한되어 있지 않습니다. 태양인들은 기존의 관습, 문화, 틀에서 벗어난 생각도 많이 합니다. 처음부터 DNA에 과거로부터 습관처럼 굳어져 왔던 것을 익숙하게 여기는 그런 게 없습니다. 당연한 걸 당연하게 못 받아들이는 체질입니다. 사람들이 그냥 그렇구나, 하고 받아들이는 것들에 대해 늘 의구심을 가지기도 하고, 틀 안에 갇혀 있는 것을 못 견디기도 합니다. 그래서 태양인들은 약간 버릇없거나 거만하다는 오해를 받기도 합니다. 뭔가 고분고분한 느낌이 없어 보이는 면도 있고요.

이제마 선생이 살아 계실 시절에 태양인은 천대(?)받는 체질에 가까웠습니다. 그때는 농경사회였기 때문에 과거의 경험이 정말 중요했습니다. 언제 물을 주고, 언제 모를 심고, 언제 비가 올 것인지를 경험을 통해 예측해야 했으니까요. 농경사회는 태양인이 가장 적응하기 어려운 시대였습니다. 하지만 지금은 21세기, 어떤 형태로 변화할지 전혀 알 수 없고, 과거의 경험보다는 빠른 변화에 대한 대처와 판단이 중요한 이 시대에 가장 잘 적응할 수 있는 체질이기도 합니다.

눈이 과거에 있는 - 태음인

태음인은 시야 자체가 과거에 있습니다. 과거에 대한 기억력이 뛰어난 대신 미래에 대한 예측은 느린 편입니다. 또 태음인들은 정말 뼛속까지 배려심이 묻어 있습니다. 과거 경험을 통해 본인이 좋았던 것과 나빴던 것을 기억하고 다른 사람들을 대하기 때문입니다. 그래서 태음인 주변엔 사람이 많습니다. 정작 본인은 불편할지라도 주변 사람을 편안하게 배려해 주기 때문이에요.

이들은 과거의 좋은 경험을 함께 나눈 사람들을 잘 챙기고 유대도 깊습니다. 태음인은 익숙한 사람들과 추억을 쌓고 함께 성취해 나가는 게 삶의 낙이자 의미예요. 여기서 더 나아가 사람들의 경험과 생각을 공유하는 행위를 자기 것으로 잘 받아들이기까지 합니다. 이를 통해 자신의 경험과 생각까지도 확장할 수 있지요. 그런 만큼 태음인들은 언제나 사람을 필요로 합니다. 혼자서는 외로워서 못 살아요.

기존의 관습과 문화를 잘 따르고, 제도나 틀 안에 있을 때 안정감을 느낍니다. 그래서 왠지 모르게 예의 바른 느낌이 듭니다. 또한 익숙한 환경에서 반복적인 생활 패턴을 추구하기 때문에 새로운 변화를 두려워합니다. 이런 변화가 두려워 위기에서 도피하고자 뭔가 몰입하는 척을 하기도 하죠.

심지어 여행을 갈 때도 미리 완벽하게 계획을 세워 놓지 않으면 불안해서 못 가요. 예상치 못한 변수가 생기면 빠르게 판단해야 하는데 이 자체가 태음인들에게는 스트레스이기 때문입니다. 같은 맥락으로 태음인이 어떤 일에 대한 판단을 내려야 할 때는 본인의 경험적 사례를 바탕으로 혹은 주변 사람들로부터 충분한 조언을 들은 후에 최대한 늦게 결정합니다. 실수하면 결정을 다시 내려야 하는데, 그게 태음인은 또 스트레스가 되는 거예요. 그러니 모든 가능성을 열어 두고 신중하게 고민하면서 최대한 시행착오를 줄이려는 경향이 강합니다. 결정하기까지 오래 걸리지만 한번 결단을 내리면 잘 바꾸지 않습니다.

눈이 타인에 있는 - 소양인

소양인은 남들이 좋아하는 것, 남들이 관심을 가지는 것, 남들의 이목을 끄는 것을 포착하는 능력이 뛰어납니다. 유행을 잘 파악하는 거죠. 그래서 연예인이나 엔터테인먼트 계통에서 일하는 사람이 많습니다.

개인적인 경험을 좀 얘기하자면 제가 처음 방송 일을 할 때 정신이 하나도 없었어요. 도무지 스케줄을 일주일 단위로 짤 수가 없는 겁니다. 다음 주 일정이 어떻게 될지는 다음 주가 되어 봐야 알 수가 있으니까요. 집-한의원-헬스장만 오가는 사이클에서 변수가 생긴 것인데 이게 심할 때는 하루 전, 이틀 전에 정해지기도 하는 거예요. 그런데 소양인들은 이렇게 빠르게 변화하는 환경을 좋아합니다. 오히려 너무 안정적이고 일정한 패턴에는 무료함을 느끼거나 스트레스를 받기도 합니다.

소양인의 눈은 타인에게 있기 때문에 다른 사람의 기분이나 감정 변화를 캐치하는 것이 탁월합니다. 눈치도 되게 빨라요. 처음 만난 사람 앞에서도 크게 긴장하지 않고 편안하고 밝은 분위기를 형성합니다. 또 여러 사람이 모인 자리에서는 분위기 메이커인 경우가 많아요. 사람들을 하나로 기분 좋게 화합시켜 주는 능력이 있으니까요. 때로는 이런 능력이 너무 자연스러워 다른 체질들이 소양인의 노력을 눈치채지 못하는 경우가 있는데요, 그러면 소양인들은 아무도 자신들의 노력을 알아주지 않는다고 생각해 자기 연민에 빠지기도 합니다.

같은 맥락으로 소양인들은 남들의 시선과 평가에 굉장히 예민해서 나쁜 평가를 받는 것에 대해 큰 두려움이 있어요. 애초에 자신이 나쁜 평가를 받을 수도 있는 상황을 만들지 않습니다. 이 때문에 종종 책임지려 하지 않는 태도를 보이기도 합니다. 특정한 일의 책임이 누구한테 가는지 눈치 싸움 하다가 결국 마감 직전에 후다닥 처리하는 식이에요.

소양인은 혼자 집에서 쉬라고 하면 딱히 즐거워하지 않아요. 사람과 사람 사이의 관계 안에서 본인의 가치가 발현되는 타입입니다. 이런 타입들이 혼자 있으면 어때요? 자신의 가치를 찾지 못합니다. 그래서 소양인들은 사람들과 어울려 시시각각 변하는 분위기를 타면서 타인과 소통하고, 주변의 이목을 끌고 혹은 사람들의 관심을 집중시키는 뭔가를 만들어 낼 때 희열을 느껴요. 태음인이 외로워서 혼자 못 산다면, 소양인은 심심해서 혼자 못 삽니다.

눈이 나에게 있는 - 소음인

소음인은 본인이 꽂히고, 좋아하는 것에 모든 초점이 맞춰져 있습니다. 그래서 남들의 시선이나 평가나 기분에 딱히 관심이 없습니다. 오직 본인의 현재 관심사에만 집중되어 있으니까요. 그런 만큼 하나의 관심사에 꽂히면 깊이 몰입하는 성향이 있습니다. 태음인이 도피하기 위해 몰입하는 것과는 달리, 진정으로 즐기는 몰입의 달인입니다. 또 합리적인 사고를 잘하기 때문에 한 가지에 깊이 파고들어 이치를 깨닫고 정리하는 것을 잘해요.

소음인은 사람을 사귈 때도 비슷한 경향이 있는데요, '내 사람'이라고 규정한 이들한테만 모든 관심이 집중되어 있어요. 내 편인 사람과 아닌 사람을 정확히 구분해 대합니다. 내 사람이 아니면 아주 차갑고 무시하려는 경향까지 있지만, 내 사람에게는 아주 너그러운 태도로 챙기고 도와주려고 합니다. 호불호도 상당히 강한 편이고 구분도 확실해, 한번 선을 그으면 돌이킬 수 없습니다. 하지만 소음인이 내 사람이라고 받아들이면, 자신과 내 사람을 동일시하기도 합니다. 내 사람들의 행복이 곧 자신의 행복이고, 내 사람들의 불행이 곧 자신의 불행인 셈이죠. 이렇게 자신의 무리를 챙기고 그런 만남을 선호하다 보니 새로 누군가를 사귀는 것을 어려워하는 경향이 있습니다.

문제는 내 사람들을 너무 아낀 나머지, 사이가 불편해지는 것을 염려해 본인의 의견을 말하지 않을 때도 있다는 거예요. 속으로 숨기고 넘어가려고 합니다. 하지만 본인의 생각이나 의견이 없는 게 아니기 때문에 불안감이나 불편함을 느끼기도 합니다. 만약 친구 중에 소음인이 있다면 생각이나 의견을 자주 물어봐 주세요. 이들은 자기 사람을 소중히 여겨서 관계를 쉽게 포기하거나 끊지는 않지만, 이런 불안감이나 불편함이 지속되면 말없이 거리를 두고 맙니다. 싸우고 다투고 화내는 상황을 너무 싫어해 혼자서 조용히 정리하는 타입입니다.

소음인은 물리적 이치를 따지는 것에는 능하지만, 감정을 파악하는 재능은 꽝이에요. 심지어 본인의 감정도 잘 몰라서 한참 생각할 때도 있을 정도니 타인의 기분과 감정 변화는 말할 것도 없지요. 이럴 때 나타나는 특징이 '허허' 웃으면서 넘기려는 건데요. 이런 소음인의 웃음을 보고 주변 사람들은 '즐거움이 많은가 보다'라고 생각하지만, 사실은 상황에 대한 논리적 이해와 감정을 파악하기 위해 시간을 벌고 있는 거예요. 만약 한참 생각한 뒤에 자신을 무시한 상황인 것을 알고 나면, 입을 딱 다물고 며칠간 말을 안 해 버립니다. 한참 지나서야 화가 난 것이죠.

어때요? 이제 자신의 체질을 좀 알 수 있을까요? 다양한 연구 결과에 의하면 한 사람의 인격personality은 타고난 '유전적 기질temperament'과 성장하면서 후천적으로 만들어지는 '성격character'에 의해서 결정된다고 합니다. 지금까지 말씀드린 사상 체질은 타고난 유전적 기질에 해당하는데, 사실 현대사회에 들어와서는 후천적인 요인이 차지하는 비중이 훨씬 커졌습니다. 어떤 교육을 받았고, 어떤 환경에서 자랐고, 어떤 사람들을 만났는지에 따라 자연스럽게 다른 체질들의 특성을 배우기 때문입니다. 이런 요인에 따라 전형적인 소양인이 있을 수 있고, 비교적 소양인에 가까운 체질이 있을 수 있어요. 하지만 그렇다고 해서 타고난 유전적 기질이 완전히 바뀔 수는 없습니다.

그래서 체질별 성격 특징을 읽어도 자신의 체질을 잘 모르겠다 싶은 분들은 자신과 제일 거리가 먼 체질을 골라 보는 것도 방법입니다. 그러면 그 반대가 나의 체질일 가능성이 큽니다 (태음인↔태양인, 소음인↔소양인). 타고난 기질 때문에 정반대의 체질은 습득하기가 가장 어렵습니다.

4

내가 살찌는 이유

몸은 늘 신호를 보낸다

앞서 왜 체질별 다이어트가 중요한지 그리고 자신의 체질이 무엇인지 알아봤습니다. 이번 장에서는 체질별로 살이 찌는 이유와 몸의 항상성이 무너졌을 때 나타나는 현상에 대해서 알아보도록 하겠습니다.

『동의수세보원』제5장 의원론을 살펴보면, '대개 옛사람들은 사람의 마음에서 생기는 사랑하고, 미워하고, 탐욕하며, 기뻐하고, 성내며, 슬퍼하고, 즐거워하는 것을 지나치게 하는 것이 병이 됨을 알지 못하고, 다만 비위(脾胃)의 음식과 풍한서습이 침범된 것으로만 병이 되는 줄 알았다'라는 구절이 나옵니다.

이 문장을 해석하자면 결국 항상성을 깨뜨리는 무엇, 즉 스트레스는 세균, 바이러스, 기온 변화, 음식 같은 외부적 요인뿐만 아니라 '사람의 마음'으로부터도 생길 수 있다는 것입니다.

『동의수세보원』이 내외적 스트레스를 염두에 두었다고 유추할 수 있는 지점입니다.

예를 들면 이렇습니다. 우리 인체는 외적 스트레스를 받으면 면역 시스템이 변화되면서 각종 증상이 나타납니다. 감기에 걸리면 열이 나거나 기침을 하는 것이 대표적인 예라고 할 수 있습니다. 내적 스트레스를 받았을 때에는 호르몬과 자율신경에 변화가 생기면서 각종 증상이 나타납니다. 가령 애인이 바람을 피웠다는 사실을 알게 되면 어떤 일이 벌어질까요? 가슴이 두근거리고, 화가 나고, 호흡이 가빠지지 않나요? 이런 현상들도 의학적으로 보면 내적 스트레스로 인한 우리 몸의 변화라고 할 수 있습니다. 비만도 크게 다르지 않습니다. 몸 안에서 지방이 늘어나면서 내분비계를 교란시킵니다. 호르몬에 변화가 생기니 일종의 내적 스트레스에 속하는 것이죠. 이에 관한 근거로, 내장 지방이 늘어나면 스트레스 호르몬인 당질코르티코이드(코르티솔)가 증가한다는 것을 들 수 있습니다.

이렇게 스트레스나 비만으로 인해 몸의 균형과 순환이 무너지려 할 때 우리 몸은 신호를 보냅니다. 이제 조심해야 한다는 일종의 경고등이라고 할 수 있는데요. 이 신호를 재빨리 알아채고 관리하면 다시 건강한 상태로 돌아오지만, 이걸 무시하고 식습관이나 생활 패턴을 바꾸지 않는다면 심각한 질병에 걸릴 수도 있습니다.

알아 두어야 할 것은 이런 신호가 체질마다, 개인의 상태마다 다르게 나타난다는 점입니다. 태양인의 신호와 태음인의 신호가 다르고, 심한 비만이 오래되어 이미 심각한 질병에 걸렸을 때의 신호와 이제 막 항상성이 무너지려고 할 때의 신호가 다릅니다. 그 중간 지점, 질병의 경계선에서 버티고 있을 때도 마찬가지입니다. 이렇듯 우리 몸은 우리가 생각하는 것 이상으로 생명 유지를 위해 치밀하게 움직입니다.

항상성이 무너진 몸에게 보내는 체질별 신호

본격적으로 체질별 비만이 되는 원인과 우리 몸이 보내는 신호에 대해서 살펴보겠습니다. 먼저 체질별 신체 특성에 대해 살펴보자면,

태양인은 폐가 크고 간이 작습니다.
태음인은 간이 크고 폐가 작습니다.
소양인은 비가 크고 신이 작습니다.
소음인은 신이 크고 비가 작습니다.

현대 의학에서 비는 비장, 신은 신장을 뜻하지만, 한의학적 관점으로 보면 비는 소화기관(위장, 비장, 췌장 등)을 모두 포함하고, 신은 배출 기관(신장, 대장, 방광 등)을 모두 포함합니다. 또 여기서 크고 작다는 것은 실제 크기라기보다 그 기능이 과하고 모자람을 뜻합니다.

앞으로 우리가 논할 주제는 '모든 질병'이 아니라 '비만'이기 때문에 각 장기의 크고 작음에 대한 의미를 모두 알 필요는 없지만 자신이 배출형에 속하는지, 비축형에 속하는지는 알아 두면 좋습니다. 자, 한번 생각해 보세요. 폐, 비, 간, 신 중에서 영양분을 비축하는 것과 관련된 장기는 무엇일까요? 신장은 소변을 만드는 곳이니 배출하겠죠. 폐는 산소를 받아들이지만 동시에 이산화탄소를 배출하기도 하니 영양분을 비축한다고는 할 수 없습니다. 비에 속하는 위는 음식물을 받아들여서 소화하는 역할이니 비축에 가깝겠죠. 간 역시 영양분들의 저장 창고인 만큼 비축으로 분류할 수 있을 겁니다.

『동의수세보원』에서는 좀 더 고급스럽게 '폐로써 내쉬고, 비로써 받아들이고, 간으로써 들이쉬고, 신으로써 내보낸다'라고 기록되어 있습니다. 그러니 내쉬고 내보내는 폐와 신이 발달한 태양인과 소음인은 배출형이고, 받아들이고 들이쉬는 비와 간이 발달한 소양인과 태음인

은 비축형에 속한다고 할 수 있습니다.

그렇다면 또 생각해 봅시다. 비축형과 배출형 중에 누가 살이 찌기 쉬울까요? 물론 정답은 '비축형'입니다. 결론적으로 비축하는 장기가 발달한 태음인과 소양인은 살이 찌기 쉽고, 배출하는 장기가 발달한 태양인과 소음인은 비교적 살이 잘 찌지 않는 편입니다.

본인이 비축형인지, 배출형인지를 명확히 가르는 기준들이 있는데, 성격적 특성에서 '혼자 있을 때' 에너지를 얻는다면 배출형, '사람들과 있을 때' 에너지를 얻는다면 비축형으로 분류할 수 있습니다. '몸'을 기준으로 한다면 스트레스를 받았을 때 평소보다 많이 먹는다면 비축형, 평소보다 적게 먹는다면 배출형입니다.

그렇다면 왜 이런 차이가 발생하는 것일까요? 스트레스를 받으면 뇌의 시상하부에서 1차적으로 호르몬이 분비가 되고, 이것의 영향을 받아 뇌하수체에서 2차적으로 호르몬이 분비됩니다. 이 영향으로 인해 콩팥 위에 있는 부신에서 당질코르티코이드(코르티솔)을 분비하게 됩니다. 이 중에서 식욕과 관련된 호르몬은 1차적으로 분비되는 호르몬과 코르티솔인데요. 시상하부에서 분비되는 CRH(부신피질자극호르몬 방출호르몬)는 식욕을 감퇴시키는 반면, 코르티솔은 식욕을 올립니다. 같은 스트레스를 받더라도 배출형인 태양인과 소음인은 식욕을 감퇴시키는 호르몬의 분비량이 많거나 그것에 민감하게 반응하고, 비축형인 태음인과 소양인은 식욕을 증가시키는 호르몬의 분비량이 많거나 그것에 민감하게 반응한다는 것입니다.

기본적인 큰 흐름을 이해했다면 이제 체질별로 하나하나 살펴보겠습니다.

태양인

탄수화물을 너무 '안' 먹어서 비만이 되는 체질이 있습니다. 바로 태양인입니다. 아니, 빵이랑 떡볶이를 너무 많이 먹어서 살이 찌는 건 이해가 되는데, 빵을 안 먹어서 살이 찌는 그런 체질이 있다고? 맞습니다. 태양인이 그 이상한 체질입니다.

『동의수세보원』을 살펴보면, '태양인의 신(神)은 두뇌에 충족하여 돌아가는 것이 많고 (중략) 태양인의 혈(血)은 요척에 충족하지 못하여 간(肝)으로 돌아가는 것이 적다'고 기록되어 있습니다.

구체적으로 설명하면 이렇습니다. 태양인은 포도당을 에너지원으로 쓰고 있는 뇌로 영양(혈액)을 많이 공급합니다. 그러니 상대적으로 다른 인체 부위인 간으로 보낼 혈액이 적겠지요. 만약 간으로 보내는 혈액이 너무 모자라는 상황이 되면 뇌하수체에서 소변의 배출을 억제하는 항이뇨호르몬을 분비할 준비 태세를 갖추게 됩니다. 가뜩이나 혈액이 부족한 와중에 소변으로 체액이 빠져나가면 탈수 증상이 올 수도 있는데요. 그런 최악의 사태를 막기 위해 태양인의 몸에서 항이뇨호르몬이라는 나름의 방어 시스템을 가동하는 것이죠. 인체의 신비란 정말 놀랍지 않나요?

일반적으로 우리 몸에 들어왔다가 남은 포도당은 글리코겐 형태로 간과 근육에 저장됩니다. 그런데 태양인은 앞서 얘기했듯이 뇌에서 포도당을 워낙 많이 사용하기 때문에 저장될 게 별로 없어요. 이 때문에 태양인은 살도 잘 안 찌고 소음인 다음으로 비만이 없습니다.

앞에서도 잠깐 언급했지만 저탄고지 다이어트가 유행인 적이 있었죠. 다이어트의 적이 탄수화물로 알려지면서 탄수화물은 가급적 적게 섭취하고, 대신 좋은 지방을 많이 먹는 방식의 다이어트인데요. 유명 연예인들이 이 방법으로 살을 뺐다고 하니까 너도나도 따라 하기 시작했습니다. 체질에 따라 효과를 보는 사람도 분명 있습니다. 하지만 태양인들은 절대로 저탄고지 다이어트를 해서는 안 됩니다. 다이어트에 전혀 도움이 되지 않을 뿐더러 건강에도 치명적일 수 있기 때문입니다.

태양인이 탄수화물 섭취를 끊어 버리면 인체의 각 부위로 공급할 포도당이 부족해지면서 글루카곤, 코르티솔, 교감신경계가 작용하여 혈당을 높입니다. 이 호르몬들은 근육에 저장되어 있던 단백질을 아미노산 형태로 바꾸고 이 아미노산은 간에서 포도당으로 바뀝니다. 이 과정을 '당신생'이라고 합니다. 결과적으로 근육의 단백질을 이용하여 혈당을 높이는 셈이지요. 이런 과정이 반복적으로 일어나면 결국 근육량과 기초대사량이 줄어들면서 지방이 쌓이기 쉬운 몸으로 바뀌게 됩니다. 태양인의 근육 손실에 대해서 이제마 선생은 '해역'이라고 했는데 이는 다리에 힘이 없어 걷지 못하는 증상을 일컫습니다.

그래서 태양인들은 좋은 탄수화물을 섭취하는 것은 물론, 다른 체질보다 근육의 손실이 빠르기 때문에 꾸준히 근육운동을 해야 합니다. 적당량의 탄수화물 섭취를 통해 뇌와 간으로 포도당을 충분히 보내는 한편, 근육량을 늘려서 지방을 태울 수 있는 몸으로 만드는 것이 태양인 다이어트의 핵심이라고 할 수 있습니다.

태양인이 비만으로 인해 몸의 항상성이 깨졌을 때 보내는 신호가 있는데요. 『동의수세보원』의 다음 문구에서 유추할 수 있습니다.

'태양인의 대변은 첫째로 활한 것이 좋고 둘째로 덩어리가 굵고 많은 것이 좋으며, 소변은 첫째로 많은 것이 좋고 둘째로 자주 보는 것이 좋다. 얼굴빛은 흰 것이 좋고 검은 것은 좋지 않으며, 살은 여윈 것이 좋고 살찐 것은 좋지 않다.'

즉 뚱뚱한 태양인이 만약 변비가 있거나 토끼 똥처럼 변을 찔끔찔끔 보거나 소변이 시원하게 나오지 않거나 얼굴빛이 검다면 항상성이 깨져 있다는 신호입니다. 지방 때문에 몸이 힘드니까 빼 달라는 외침입니다.

이런 신호를 무시하면 태양인은 비만을 넘어 무서운 치매에 걸릴 수 있습니다. 태양인의 몸을 파악하기 위해서는 딱 하나만 기억하면 됩니다. 뇌에 포도당이 엄청 필요한 인간들이라는 것. 그런데 내장 지방이 많으면 혈당 조절 호르몬인 인슐린의 효율성이 떨어지면서 뇌세포 안으로 들어가는 포도당의 양을 줄이게 됩니다. 이렇게 내장 지방의 방해로 뇌세포에 포도당이 제대로 공급되지 않으면 당연히 뇌가 제대로 작동하지 못하겠지요. 이뿐 아니라 내장 지방이 만드는 염증 신호 물질은 뇌의 면역세포를 자극하기 때문에 뇌세포에 심한 염증을 불러일으켜 치매가 올 수도 있습니다. 실제로 복부 비만(내장 지방)이 있으면 치매 발병 위험률이

15~23% 더 높아진다는 연구 결과도 있습니다.

뇌에서 소모하는 포도당이 많다는 것은 노폐물도 그만큼 많이 생긴다는 의미이기도 합니다. 이 노폐물을 제대로 처리하지 못했을 때 생기는 병이 바로 알츠하이머이고요. 뇌는 신체 질량의 2% 정도지만 대사량은 약 25%를 차지합니다. 크기는 작지만 필요한 에너지는 어마어마하게 많다고 할 수 있는데요. 그러면 당연히 노폐물도 많이 생길 테니 이걸 어디론가 배출해야만 합니다. 우리 몸에는 노폐물을 청소해 주는 시스템이 있는데, 이걸 '림프계'라고 합니다. 상식적으로 뇌에는 이 림프 시스템이 더 잘 구축되어 있어야 하는데 이게 그렇지 않습니다. 뇌에는 림프관이 없어요. 그래서 뇌는 오직 수면 시간을 이용해 뇌척수액을 통해 노폐물과 독성 물질을 청소합니다.

20세기 천재 과학자인 아인슈타인은 태양인으로 알려져 있는데, 그는 하루 10시간 이상 수면을 취했다고 합니다. 가끔 연구로 잠을 못 자면 2~3일은 죽은 듯이 잠만 잤다고 하는데, 이것도 그의 뇌 활동량이 어마어마했기 때문이 아닐까 싶습니다. 그 정도는 잠을 자야 뇌를 청소할 시간이 충분하지 않았을까요? 만약 아인슈타인처럼 뇌를 많이 쓰는 사람이 잠을 부족하게 잔다면, 다른 사람들에 비해 알츠하이머에 걸릴 확률이 훨씬 높을 겁니다.

또 뚱뚱한 태양인이 변을 잘 못 본다는 것은 장에 유해균이 있을 확률이 높다는 뜻이기도 합니다. 이 유해균이 내뿜는 독소 중 리포 다당류라는 것이 있는데, 이것을 동물에게 주입해 봤더니 알츠하이머 치매를 유발하는 대표적인 뇌 독소 베타아밀로이드가 많아졌다는 연구 결과도 있습니다. 실제 일본에서 건망증으로 진료를 받은 평균 연령 74세 남성 128명의 장내 세균을 분석한 결과, 치매 환자의 장에는 유익균이 정상보다 현저히 적었다고 합니다. 결론적으로 뚱뚱한 태양인이 똥을 못 누는 것도 알츠하이머 치매에 걸릴 위험성을 높이는 것이라고 할 수 있습니다.

요약하자면,

① 뇌세포에 포도당이 제대로 공급되지 않아서 - 치매

② 포도당을 많이 쓰는 만큼 노폐물도 그만큼 많이 생기는데 이걸 제대로 청소해 주지
   않으면 - 치매

③ 장에 유해균이 많으면 걸릴 가능성이 높은 질병 - 치매

이 모든 경우에 해당할 수 있는 체질이 태양인입니다.

그렇다면 여기서 이런 의문이 들 수 있습니다. '몸이 건강해지려면 언제까지 몇 kg을 빼야 할까?' 몸의 항상성이 바로잡혀서 건강한 몸 상태가 되었다는 것을 스스로 알 수 있다면 체중 감량에 대한 압박에서 벗어날 수 있겠지요. 이런 의문에 대해서도 이제마 선생께서 명쾌하게 말씀해 주셨습니다.

"태양인은 소변만 봐! 시원하게 잘 나오는지만 봐도 돼~!!"

그도 그럴 것이, 태양인이 소변을 잘 본다는 것은 항이뇨호르몬이 작동하지 않았다는 의미이고, 이것은 뇌로 보내고 남은 영양분이 전신에 공급할 만큼 충분히 있어 신체 대사가 원활함을 뜻하기 때문입니다.

태음인

『동의수세보원』에 의하면, '태음인의 혈(血)은 요척에 충족하여 간으로 들어가는 것이 많고(중략) 태음인의 신(神)은 두뇌에 충족하여 폐로 돌아가는 것이 적으니라'라고 기록되어 있습니다. 무슨 말인지는 몰라도 됩니다. 하나만 기억해 주세요. 태양인과 정확히 반대라는 것. 태양인한테 많은 것이 태음인에게는 적고, 태음인에게 많은 것이 태양인에게는 적습니다.

태양인 몸의 핵심은 뇌가 영양분을 너무 많이 쓰기 때문에 간으로 보내는 것이 적다는

것이었습니다. 그 반대는 어떤 의미일까요? 간단하게 말하자면 혈액의 영양분을 간에 잘 비축해 놓습니다. 문제는 이 영양분을 쌓아 놓기만 하고 잘 쓰지 않으려고 한다는 데 있어요. 비축형 중에서도 비축형입니다. 이렇게까지 말하는 이유를 눈치챘는지 모르겠지만 사상 체질 중에서 가장 비만이 많습니다. 태양인이 비만이 되는 원인은 상대적으로 좀 복잡했습니다. 호르몬이 어쩌고, 인슐린이 어쩌고 하는 얘기를 하지 않을 수가 없었어요. 그런데 태음인이 비만이 되는 이유는 간단합니다. 그냥 많이 먹어서 그렇습니다. 사람 좋아해, 먹는 거 좋아해, 또 간으로 보내는 영양분도 많아, 그러다 보니 체질적으로 간이 튼튼해서 술도 잘 마십니다. 숙취? 기본적으로 그런 거 잘 모릅니다. 신체적으로도, 성격적으로도 살찌기 너무 좋은 체질인 셈이지요.

이렇게 살이 찌기 쉬운 태음인에게 살을 빼야 한다고 몸이 보내는 신호는 무엇일까요?

『동의수세보원』 태음인 편에는 유독 '땀'에 관한 얘기가 많이 나옵니다. 에너지를 몸 안에 쌓아 두려고만 해서 문제가 발생하는 체질인 만큼 에너지를 밖으로 적당히 배출해야 건강하다는 것이 그 핵심입니다. 정확히 말하면 땀방울이 어떻게 나오는지에 따라 건강하다는 신호일 수도 있고, 살을 빼야 한다(건강하지 않다)는 신호일 수도 있습니다.

'태음인 땀은 이마, 눈썹, 광대뼈를 막론하고 땀방울이 기장 알같이 굵어야 한다. 또 열이 약간 오래 있다가 들어가면 정기가 강하고 사기가 약한 것이니 상쾌한 땀이지만, 만일 땀방울이 적고 또 방울이 없이 잠시 후에 들어가면 정기가 약하고 사기가 강한 것이니 좋지 못한 땀이다'라는 내용이 그렇습니다. 여기서 정기는 면역력, 사기는 스트레스라고 보면 됩니다. 즉 태음인은 땀방울이 굵게 뚝뚝 떨어지면서 열도 살짝 나면 건강한 상태인데, 땀이 잘 나지 않거나 나는 듯 마는 듯 하다면 살을 빼야 한다는 신호입니다.

태음인이 이런 신호를 무시했을 때 걸릴 수 있는 대표적인 질병은 '고혈압'입니다. 태음인들은 다른 체질들에 비해 심혈관 질환에 특히 취약한 편인데요. 이것도 나름의 이유가 있습니다. 앞서 언급했듯 태음인들은 비축형 중에서도 비축형! 몸에 영양분을 저장하는 데 특화되어 있어요. 문제는 영양분 말고도 꼭 배출해야 할 노폐물과 독소까지도 비축하려는 데 있습니다. 우리의 몸속 혈관은 혈액의 통로이고, 이 혈액에는 각종 영양분과 대사산물로 인한 노폐물이 함께 떠다닙니다.

림프계를 제외하고 혈액 속 노폐물을 배출하는 곳은 총 세 군데가 있는데, 폐와 신장과 땀샘입니다. 태음인이 비만이 되면 이 세 곳 모두 제 역할을 하지 못할 가능성이 큽니다. 그때는 질병이 발생하는 것이고요.

하나씩 알아보자면 우선 폐. 폐는 태음인이 선천적으로 가장 약한 장기입니다. 가뜩이나 약한데 비만이 오래되면 더 약한 방향으로 바뀌게 되지요. 폐를 통해 이산화탄소를 배출하면서 노폐물과 독소를 함께 내보내야 하는데 그 역할을 잘 못하게 되는 것입니다. 덧붙여 말씀드리면 이런 이유로 태음인은 조깅이나 마라톤, 자전거 타기 같은 땀 배출을 돕는 유산소운동을 자주 해 주는 편이 좋습니다.

두 번째 신장. 우리 몸은 지방이 많아지면 나트륨을 재흡수하려는 기전이 작동하고, 이로 인해 체내 나트륨이 많아지면 삼투압을 맞추기 위해 수분을 재흡수합니다. 즉 소변량이 줄어들면서 노폐물 배출이 충분히 이뤄지지 못합니다.

마지막으로 땀. 앞에서 질병 상태가 되기 전 태음인의 땀에 관해 언급했죠. 땀이 굵고 시원하게 뚝뚝 떨어지지 않는다는 것은 땀 배출 역시 부족하다는 뜻이고, 마찬가지로 노폐물과 독소가 원활하게 배출되지 않고 있다는 의미입니다.

이러한 연유로 태음인은 심혈관 질환에 취약할 수밖에 없습니다. 비만과 떼려야 뗄 수 없는 대표적인 심혈관 질환이 고혈압인 만큼 특별히 언급하기는 했지만, 태음인은 전반적으로 혈관 건강에 주의를 기울여야 합니다.

건강한 태음인의 상태에 관해서 다시 한번 강조하겠습니다.

'이마, 눈썹, 광대뼈를 막론하고 땀방울이 기장 알같이 굵어야 하며, 또 열이 약간 오래 있다가 들어가면, 정기가 강하고 사기가 약한 것이니 상쾌한 땀이다.'

즉, 시원하게 땀이 잘 나오는지만 확인하면 됩니다.

소양인

캘리포니아 대학교에서 연구한 결과에 의하면, 당질코르티코이드를 많이 분비하는 사람일수록 스트레스를 받은 이후에 과식하는 경향이 있는데 특히 당분에 집착하는 경우가 많다고 합니다. 스트레스가 심하면 행복 호르몬(세로토닌) 수치가 낮아지는데 이때 단 음식을 섭취하면 당분을 통해 인슐린 분비가 늘어나 뇌에서 세로토닌 생산을 활성화하는 데 도움을 주기 때문입니다.

당질코르티코이드는 이렇게 식욕을 증진시킬 뿐만 아니라 섭취한 음식의 저장을 돕습니다. 특히 복부의 지방세포가 당질코르티코이드에 민감하게 반응하기 때문에 복부에 선택적으로 축적되어 내장 지방을 늘어나게 합니다. 이런 메커니즘은 당질코르티코이드를 과도하게 분비하는 체질인 소양인에게서 흔히 나타납니다.

쉽게 말해, 소양인들이 비만이 되는 가장 큰 이유는 '스트레스성 폭식'이라는 얘기입니다. 게다가 이런 경우, 건강에 도움이 되는 음식을 먹는 사람은 거의 없죠. "아, 오늘 스트레스를 너무 많이 받았으니 토마토샐러드를 먹어야겠어"라고 말하는 사람을 본 적 있나요? 그런 사람이라면 이 책을 읽을 필요가 없겠지요. 마카롱이나 초코케이크 같은 정제된 설탕 덩어리로 스트레스를 해소할 가능성이 큽니다. 같은 맥락으로 소양인들이 비만이 되는 두 번째 이유는 '탄수화물 중독'입니다.

우리 몸에 이런 설탕 폭탄을 때려 넣으면 장에 유해균이 많아질 수밖에 없습니다. 이런 유해균은 변비를 유발할 뿐만 아니라 살을 찌우기 때문에 유해균이 많을수록 독소(똥) 배출이 잘 안 되고, 살이 찌기 쉬운 몸이 되고 맙니다.

살이 찐 소양인의 몸이 살을 빼 달라고 보내는 신호는 어떤 것이 있을까요? 『동의수세보원』에는 이렇게 기록되어 있습니다.

'대개 소양인의 표병(表病)에 머리 아픈 것이 있으면, 이것은 표병임이 확실하다…. (중략) 소양인 이병(裏病)에 대변이 하루 밤낮이 지나도록 통하지 않으면, 이것으로 이병이 명백하니…."

표병은 겉으로 드러난 병, 이병은 속병을 의미하지만 정확한 뜻은 몰라도 괜찮습니다. 중요한 것은 이겁니다. 소양인은 몸의 항상성이 무너졌을 때 '두통'과 '변비'가 생긴다는 것. 즉 소양인 비만이라면 예전보다 머리가 자주 아프고, 대변을 봐도 시원하지 않고 찝찝한 느낌이 자주 있을 수 있다는 것입니다.

만약 이런 신호를 계속 무시하면 어떻게 될까요? 그때는 질병으로 넘어갈 수 있는데요. 비만한 소양인들이 쉽게 걸릴 수 있는 질병은 당뇨입니다. 이것을 『동의수세보원』에서는 '소양인 소갈병'이라고 명명하죠. 현대 의학에서도 내장 지방이 1kg 많아지면 남성은 2형 당뇨병 발생 위험이 2.5배 높아지고 여성은 무려 7배가 높아진다는 연구 결과가 있습니다. 인슐린이 부족해서가 아니라 인슐린 저항성으로 인해 걸리는 당뇨가 2형입니다. (인슐린 부족으로 생기는 당뇨는 1형)

살이 찌면 지방세포에 지방과 포도당이 꽉 차 있어 더 이상 저장할 공간이 없어져요. 그런데 여기서 또 음식물을 섭취하면 인슐린이 분비되면서 지방세포에 더 저장하려고 합니다. 이미 공간이 없는 지방세포는 이를 거부하고, 다른 근육조직에서도 거부하도록 신호를 보내는 현상을 인슐린 저항성이라고 합니다. 인슐린 저항성이 생기면 포도당이 세포 안으로 들어가지 못하고, 혈액에 떠다니게 됩니다. 혈액에 높은 농도로 순환하는 포도당은 당뇨를 유발하고 혈관의 염증 반응을 일으켜 손상시키거나 혈압을 높이는 등의 심혈관 문제까지 일으키게 되지요.

그러므로 당뇨병이 있는 소양인들은 다른 질환으로 확산되기 전에 반드시 치료와 함께 체중 감량을 병행해야 합니다. 물론 당뇨병이 걸리기 전에 신호를 알아채고 살을 뺀다면 가장 좋겠지요. 소양인도 몸이 건강해졌을 때 보내는 신호, 먹어도 살이 안 찌는 몸 상태가 되었을 때 보내는 신호가 있을까요? 이에 대한 답 역시, 이제마 선생이 속 시원히 말씀해 주셨습니다.

'소양인은 대변만 봐! 속 시원하게 잘 싸는지만 봐도 돼~!!'

소음인

태음인과 소음인은 두 가지 관점에서 가장 큰 차이가 있습니다.

첫 번째로 태음인은 가장 비만이 많은 체질인 반면, 소음인은 가장 비만이 없는 체질입니다.

두 번째는 태음인이 땀이 나야 건강한 것이라면, 소음인은 땀이 나면 안 됩니다. 땀을 흠뻑 흘리고 나서 몸이 가볍고 개운한 느낌이 들면 태음인일 확률이 높고, 땀을 흘리고 난 후에 오히려 기운이 쭉 빠지고 입맛이 없어진다면 소음인일 확률이 높습니다. 그래서 살 뺀다고 땀을 뚝뚝 흘리면서 러닝머신을 뛰면 태음인은 살도 빠지고 건강해지지만, 소음인은 잘못하면 쓰러질 수 있습니다.

정말 살이 잘 찌지 않는 체질인 소음인을 비만으로 만드는 원인은 어떤 것이 있을까요? 소음인들이 살이 찌기 시작한 시점을 살펴보면, 갑작스러운 사고나 이직, 이사 등으로 생활 패턴이 바뀌면서 큰 스트레스로 몸이 약해진 경우가 많습니다. 소음인은 스트레스받는다고 안 먹어 버리면 신체 대사량이 떨어지면서 오히려 살이 찌게 됩니다. 기본적으로 식탐이 많지 않아서 굶는 걸 잘하는데요. 젊을 때야 기본적으로 대사량이 높을 테니 일시적으로 체중이 감량될 수 있지만 30대 중후반부턴 살 빼려고 무조건 안 먹다가 오히려 체중이 늘어납니다. 소음인들은 잘 먹고 잘 자면 살이 빠집니다.

또 하나의 원인으로는 화병이 있습니다. 사람이 살다 보면 화를 내야 할 때도 있는데 소음인은 성격이 그렇지가 못해 혼자서 삭이는 경우가 많습니다. 그러다 화병이 시작되는 거죠. 화병이 별거 아닌 것 같지만 계속 누적되면 잠들기 전에 생각이 많아져 잠도 잘 못 자고, 자다가도 잘 깨고, 괜히 아무것도 아닌 일에 가슴이 두근거리기도 하고, 소화가 안 되면서 많이 먹지도 않는데 오히려 몸무게가 늘어날 수 있습니다. 사상 체질 중 위장이 가장 약해서 아무 음식이나 소화시키지 못하고, 본인 체질과 상극인 음식을 먹을 경우 몸이 더욱 차가워질 수 있어요. 그래서 본인 체질과 맞는 음식을 잘 기억해 두고 평소에 건강관리를 하는 것이 다이어트 비법이자 장수 비결입니다. 소음인은 몸이 건강하면 원래 체형대로 마른 편에 속하고, 몸이 약해지면 각종 질병과 그로 인한 대사량 저하로 몸이 붓기 때문입니다.

이외에도 소음인을 살찌게 하는 신호가 하나 더 있는데요. 바로 야식입니다. 소음인은 성격상 혼자 있을 때 에너지를 얻고 편안함을 느낍니다. 그런데 보통 직장에서 혼자 일하는 경우가 거의 없잖아요. 같이 일하고, 같이 밥 먹고, 같이 차 마시고 해야 하는데 이런 행위 자체가 소음인에게는 온종일 긴장 상태에 있는 것과 다를 바 없습니다. 소위 기가 빨리는 거죠. 그래서 사람들과 먹을 때는 아주 소량만 예의상 먹거나 거르는 경우가 많습니다. 그러다가 일이 끝나고 집에 오면 그때부터 아주 식욕이 폭발해요. 아침은 입맛이 없어서 안 먹고, 점심은 불편하니까 조금 먹고. 그러다 저녁에 몰아서 먹는 거죠. 이렇게 저녁에 과식하거나 퇴근 후 혼자만의 시간을 만끽하면서 야식을 즐깁니다. 이것을 야식 증후군이라고 하는데요. 야식 증후군에 걸리면 식욕을 조절하는 렙틴 호르몬 분비에 변화가 생깁니다. 연구 결과에 의하면 야식 증후군을 보이는 여성은 일반 여성보다 밤에 훨씬 많은 양의 음식을 먹었지만 흥미롭게도 낮에는 먹는 양이 적었으며, 아침 시간에는 식욕을 느끼는 호르몬인 혈중 그렐린의 농도는 낮고 혈중 인슐린의 농도는 높았다고 해요.

또 밤에 과식하면 충분히 소화되지 않거나 열량이 소비되지 않은 상태로 잠자리에 들기 때문에 다양한 소화기 질환을 유발하기도 하고, 이것이 수면 장애로 이어지기도 합니다. 야식은 수면 호르몬인 멜라토닌을 잘 나오지 않게 만들고, 식욕을 억제하는 호르몬인 렙틴도 줄어들게 합니다.

참고로 렙틴 호르몬은 다이어트에 아주 중요한 역할을 하는데요. 식욕억제뿐 아니라 에너지를 올려 주기도 하고, 우리 몸의 지방을 인식해 뇌에 지방량을 알려 주기도 합니다. 렙틴 수치가 높으면 뇌는 배부르다고 인식하고, 렙틴 수치가 낮으면 배고프다고 인식합니다. 즉 이 렙틴이 분비되면서 체지방을 일정하게 유지해 줘야 하는데 분비량이 줄어드니까 식욕을 과하게 느끼고 살이 찌기 쉬운 몸으로 바뀌게 되지요. 특히 잠들기 전에 먹는 습관이 계속되면 어느 순간 야식을 먹지 않으면 잠이 잘 오지 않거나 자던 도중 허기 때문에 깨어나 음식을 찾기도 합니다. 식욕을 억제할 수 없어서 자기 전에 항상 무언가 먹어야 하고, 그로 인해 또 잠을 설치는 악순환을 반복하면서 비만이 되는 것이죠.

비만한 소음인의 몸이 살을 빼 달라고 보내는 신호는 무엇일까요? 『동의수세보원』에 의하면, '소음인은 인후증(咽喉症)이 있으면 그 병이 대단히 중하면서도 장기적 질환으로 변하니 등한시 보지 말아야 한다'고 기록되어 있습니다.

즉 비만한 소음인에게 목구멍 증상, 예를 들어 목이 붓거나 아프거나 뭔가 걸린 것 같다거나 뱉으려고 해도 나오지 않는 이물질이 붙어 있는 것 같은 증상이 있다면 몸이 지방 때문에 힘들어 하고 있으니, '얼른 살 빼 주세요!'라고 신호를 보내는 겁니다. 이 증상은 위와 식도의 기능장애가 생기려고 할 때도 나타날 수 있고, 화병을 오래 참아서 심리적 우울감이 있을 때도 발생할 수 있습니다.

이런 신호를 무시하면 역시 질병에 걸릴 수 있습니다. 앞에서 소음인은 소화기 질환에 잘 걸린다고 했는데요. 비만한 소음인이 걸릴 수 있는 대표적인 질병은 '역류성 식도염'입니다. 역류성 식도염이란 위와 식도 사이의 압력 차이가 작아져 위에 있는 위산과 음식물이 식도로 올라와 염증 반응을 일으키는 것입니다. 전형적인 증상으로 속 쓰림과 역류가 있습니다.

비만은 역류성 식도염의 중요한 위험 인자입니다. 왜냐하면 식도의 연동운동에 장애를 일으켜 음식이 식도를 통과하는 시간을 길어지게 하고, 위 내부의 압력을 높여, 위와 식도의 접합부에 있는 하부식도 괄약근의 힘을 떨어뜨립니다. 그러니 위가 수축할 때 위 속에 있던 내용물들이 식도로 역류하게 되는 것이죠. 또한 살이 찌면 에스트로겐 수치가 올라가는데, 이것은 식도의 산 노출을 증가시킵니다. 결과적으로 비만도가 높을수록 역류성 식도염에 걸릴 가능성이 더 커집니다.

만성적인 연류성 식도염 환자 중 10% 정도는 바렛 식도가 발생합니다. 바렛 식도란 식도의 정상적인 편평상피세포가 지속적인 산의 역류를 견디기 위해 비교적 산에 강한 위의 점막을 구성하는 원주상피세포로 바뀌는 질병입니다. 왜 군이 흔하지도 않은 질병인 바렛 식도를 언급했을까요? 그 이유는 이 바렛 식도가 식도선암의 전 단계이기 때문입니다. 이 바렛 식도를 예방하기 위해서는 생활 습관을 건강하게 유지하는 게 정말 중요한데, 바렛 식도와 관련된 중요한 요소 중 하나가 바로 복부 비만입니다. 바렛 식도가 있는 사람은 정상인보다 혈당을 떨어뜨리는 아디포넥틴 수치가 낮고, 렙틴 수치가 높게 나타났다고 해요.

앞에서 렙틴 호르몬은 식욕억제 호르몬이기 때문에 수치가 낮으면 식욕억제가 안 되고, 높으면 식욕억제가 된다고 설명했습니다. 따라서 '렙틴 수치가 높게 나타난 것은 좋은 것 아닌가?'라는 의문이 생길 수도 있을 거예요. 지방이 너무 많아지면 렙틴 호르몬의 분비가 많아지게 됩니다. 문제는 렙틴 호르몬의 수치가 너무 높아지면 오히려 뇌에서 렙틴 호르몬을 믿지 않게 됩니다. 그래서 식욕억제가 되지 않습니다. 렙틴 호르몬이 제 기능을 찾기 위해서는 수치를 떨어뜨려야 하는 거죠. 정말 살이 잘 안 찌는 편인 소음인이지만 한번 살이 쪄서 병에 걸리면 목숨도 앗아 갈 수 있는 질병에 노출될 수 있다는 사실, 꼭 기억해 주세요.

소음인은 건강하기만 하면 본래의 체형대로 마른 몸을 유지할 수 있습니다. 그럼 소음인이 건강할 때 몸에서 보내는 신호는 무엇일까요? 역시 이제마 선생의 명쾌한 답변으로 정리하겠습니다.

'소음인은 음식만 잘 소화시키면 건강한 거여~ 딴 거 볼 것도 없어.'

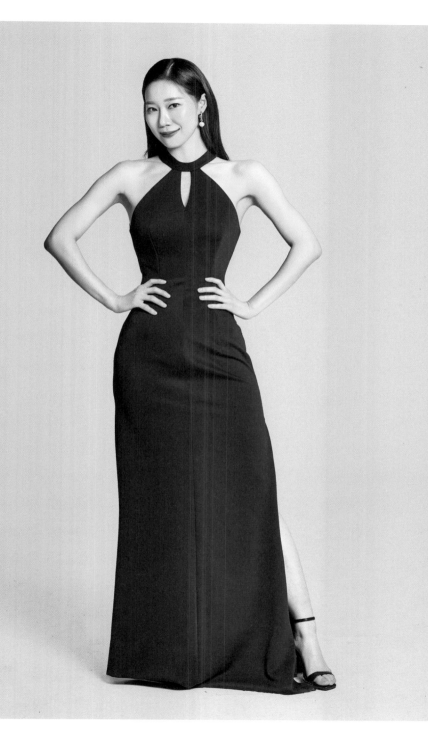

다이어트의 원칙과
체질별 식단

1

체질 불문,
다이어트의 절대 원칙

우리는 앞에서 체질의 중요성과 '다이어트'에 있어 체질별로 어떤 점을 주의해야 하는지, 왜 살이 찌는지 등을 알아봤습니다. 자신의 몸과 체질을 알고 그에 맞게 노력하는 것은 몹시 중요하지만 동시에 다이어트의 절.대.원.칙! 남녀노소, 체질 불문하고 반드시 지켜야 하는 것도 있습니다. 바로 '요요 없는 다이어트가 정답'이라는 것입니다.

많은 사람이 다이어트를 할 때 너무 무리하게 목표를 잡습니다. 그리고 단기간에 예쁜 몸을 만들고 싶은 조급함을 가지고 있죠. 충분히 이해하지만 이런 이유들 때문에 시도했다가 실패하고, 다시 시도했다가 실패하기를 반복합니다. 물론 그러다 원하는 목표를 이루는 경우도 있죠. 하지만 기뻐하기도 잠시, 나의 몸은 금세 원래대로 돌아와 버리고 맙니다. 문제는 이렇게 몸무게가 왔다 갔다 하면 나중엔 정말 물만 먹어도 살이 찌는 몸이 될 수 있다는 것입니다.

다이어트를 반복하면 우리 몸은 이것을 위기 상황으로 인식합니다. 그래서 음식을 전혀 섭취하지 않았을 때도 기초대사량을 떨어뜨리고, 음식을 먹었을 땐 잉여 칼로리를 지방으로 전환해 복부, 엉덩이, 허벅지에 쌓아 둡니다. 언제 안 먹을지 알 수가 없기 때문이죠. 그러다 나중엔 안 먹어도 안 빠지고, 운동해도 안 빠질 수가 있습니다.

또한 반복된 요요는 당뇨에 걸릴 위험성을 높입니다. 할리우드의 유명 배우 톰 행크스가 대표적인 사례인데요. 그는 2013년 당뇨 진단을 받았다고 고백해 화제가 되었습니다. 한 의학박사는 톰이 연기를 위해 몸무게를 늘렸다 줄였다 하는 과정에서 당뇨병에 걸리게 된 것 같다고 진단했습니다. 실제로 그는 14kg을 한 번에 찌웠다가(<그들만의 리그>, 1992) 다른 영화에서는 또 13kg을 감량하고(<필라델피아>, 1994) 심지어 2002년 작 <캐스트 어웨이>에서는 102kg으로 시작해 무인도 표류 후 77kg이 될 때까지 무려 25kg을 감량했습니다. 국내 연구에서도 체중 변화가 큰 사람이 일정 체중을 유지한 사람과 비교했을 때 당뇨 위험이 약 1.8배 높다는 결과를 발표했습니다.

이뿐만이 아닙니다. 미국심장협회에서 약 16만 명의 폐경 이후 여성을 대상으로 11년간 추적 관찰했더니, 체중 감량을 시도했다가 실패한 여성이 체중을 일정하게 유지한 여성에 비해서 갑작스러운 심장마비로 사망할 위험이 3.5배 높았다고 밝혔습니다. 서울대학병원 가정의학과와 질병관리본부에서 40세 이상 성인 26만 명을 대상으로 한 연구도 있는데요. 다이어트와 요요의 반복 등으로 인해 체중 변동이 심할수록 심혈관계 질환과 암 관련 사망 위험이 높다는 연구 결과도 있고, 운동을 꾸준히 하더라도 체중 변동이 큰 경우에는 사망 위험이 36% 높았다고 합니다.

결론적으로 가장 건강하고 현명한 다이어트 방법은, 목표를 무리하게 잡아서 고무줄처럼 몸무게가 늘었다 줄었다 하지 않도록, 적정한 체중을 오랫동안 유지하는 것이라고 할 수 있습니다. 그렇다면 요요 없는 다이어트를 하기 위해서는 어떻게 해야 할까요? 제가 제안하는 방법의 핵심은 최소 열량인 1,000~1,200kcal부터 시작해, 단계별로 칼로리 섭취량을 늘리는 것입니다.

대부분의 사람이 다이어트를 한다고 하면, 극단적으로 안 먹다가 목표 체중에 도달하는 순간 다시 예전 식단으로 돌아가면서 본래 체중이 되거나 더 찌는 경우가 많습니다. 이런 경우 체중이 예전으로 돌아왔다고 해도 인체를 구성하는 성분이 근육보다 지방이 많은 몸으로 바뀌었기 때문에 오히려 몸이 망가졌을 확률이 높습니다. 이런 악순환을 끊어 내기 위해서는 처음부터 극단적으로 줄이지 말고 최소 1,000kcal는 섭취해 주세요. 너무 힘들다면 1,100kcal나 1,200kcal도 좋습니다.

이렇게 시작 칼로리 단계를 정했다면 거기서부터 식단을 지키면서(P.59 〈표 2〉 참고) 차츰 칼로리를 올려 가면 됩니다. 단 1,000kcal와 1,100kcal는 성인이 오랫동안 유지하기에는 너무 적은 열량이기 때문에 최대 2주만 시도할 것을 추천합니다. 다이어트가 진행될수록 섭취하는 열량이 늘어나기 때문에 다이어트로 지치거나 힘들어서 중간에 포기하지 않을 수 있고, 동시에 몸의 대사량도 점점 올라가기 때문에 살이 찌지 않는 몸으로 바뀝니다.

〈표 1〉 운동 없이 유지 가능한 몸무게에 따른 기초대사량

〈여성용〉

몸무게(kg)	1일 열량표(kcal)
45-48	1,200
49-52	1,300
53-55	1,400
56-60	1,500
61-65	1,600

몸무게(kg)	1일 열량표(kcal)
68-71	1,800
72-74	1,900
75-78	2,000

※ 개인차는 있을 수 있음

〈표 1〉을 활용하는 방법은 이렇습니다. 현재 나의 체중이 60kg이고, 목표가 55kg이라면 처음에는 하루 1,000kcal를 섭취합니다. 그렇게 일주일간(최대 2주 적용 가능) 1,000kcal, 그다음 일주일간(최대 2주 적용 가능) 1,100kcal, 또 그다음 일주일간(최대 4주 적용 가능)은 1,200kcal, 이렇게 점차적으로 올려 가는 것이죠. 그렇게 식단을 지키면서 1,400kcal까지 올립니다. 식단을 하면서 운동도 병행해 주세요. 운동은 뒤에서 다시 설명합니다.

1,400kcal 식단을 일주일 진행하고 나서 목표 체중인 55kg 이하가 되었다면 그때부터는 3~6개월까지는 일반식으로 바꾸되 하루 섭취량인 1,400kcal를 넘기지 말고, 운동은 따로 시간을 내서 하기보다는 생활 속에서 활동량을 늘려 줍니다. 만약 1,000kcal로 시작해 1,400kcal까지 도달했는데 목표만큼 체중이 내려가지 않았다면, 목표 체중에 도달할 때까지 1,400kcal의 〈표 2〉의 식단을 계속 유지하면서 근력 운동을 병행합니다.

다시 한번 말씀드리지만 다이어트의 대원칙은 '요요 없는 다이어트'입니다. 그러기 위해서 처음부터 무리하지 말고 한 단계 한 단계 몸의 대사량을 올려 나가면서 체중을 감량해야 합니다. 그렇다면 어느 정도가 몸에 무리를 주지 않으면서 요요 없는 다이어트를 할 수 있을까요? 의사마다 의견이 다를 것 같은데요. 저는 한 달에 최대 3kg 감량이 적당하다고 생각합니다. 3kg이 별것 아닌 것 같을 수 있지만, 3개월에 무려 10kg를 뺄 수 있습니다. 결코 느리지 않아요. 그리고 중요한 건 이런 식으로 단계를 밟아 나가야 인생 마지막 다이어트가 될 수 있다는 것이죠. 이를 통해 지긋지긋한 다이어트에서 벗어날 수 있고, 처음에 말씀드렸던 것처럼 먹어도 살이 찌지 않는 몸이 될 수 있습니다.

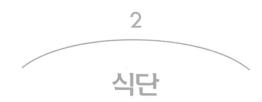

식단

<표 2> 칼로리에 따른 단계별 다이어트 식단

칼로리 (kcal)	식단 구성	적용 기간	추천 운동
1,000	♧아침(300kcal) : 과일 200~250g, 달걀 2개 ♧점심(400kcal) : 잡곡밥 2/3공기(1공기는 약 200g)+ 채소 반찬, 국 건더기 ♧간식(50kcal) : 딸기 5알 or 바나나 50g or 사과1/3쪽 or 토마토 2개 ♧저녁(250kcal) : 살코기 150~200g, 샐러드	1~2주	가벼운 스트레칭, 천천히 걷기 (운동 안 해도 됩니다)
1,100	♧아침(270kcal) : 달걀 2개, 과일 50g~100g, 살코기 70g~100g, ♧점심(400kcal) : 잡곡밥 2/3공기, 채소 반찬, 국 건더기 ♧간식(180kcal) : 단백질셰이크 or 초코우유 ♧저녁(250kcal) : 살코기 150~200g, 샐러드	1~2주	

1,200	♣아침(260kcal) : 달걀 2개, 살코기 70~100g ♣점심(500kcal) : 잡곡밥 2/3공기, 채소 반찬, 국 건더기, 생선구이 1/2조각 ♣간식(190kcal) : 단백질세이크 or 초코우유 ♣저녁(250kcal) : 살코기 150~200g, 샐러드	1~3주	
1,300	♣아침(300kcal) : 달걀 2개, 과일 200~250g ♣점심(500kcal) : 잡곡밥 2/3공기, 채소 반찬, 국 건더기, 생선구이 1/2조각 ♣간식(250kcal) : ① 단백질세이크 or 초코우유, ② 토마토大 2개 or 딸기 9알 ♣저녁(250kcal) : 살코기 150~200g, 샐러드	1~4주	
1,400	♣아침(300kcal) : 잡곡밥 1/3공기, 샐러드, 살코기 100~150g ♣점심(500kcal) : 잡곡밥 2/3공기, 채소 반찬, 국 건더기, 생선구이 1/2조각 ♣간식(350kcal) : ① 단백질세이크 or 초코우유, ② 과일 200~250g ♣저녁(250kcal) : 살코기 150~200g, 샐러드	1~4주	
1,500	♣아침(400kcal) : 잡곡밥 2/3공기, 샐러드, 살코기 100~150g ♣점심(500kcal) : 잡곡밥 2/3공기, 채소 반찬, 국 건더기, 생선구이 1/2조각 ♣간식(300kcal) : ① 단백질세이크 or 초코우유, ② 과일 200~250g ♣저녁(300kcal) : 살코기 150~200g, 샐러드	1~4주	근력 운동 20분 이상 필수. 유산소 운동은 생활 속에서 틈틈이 움직 이는 것으로 대신함.
1,600	♣아침(400kcal) : 잡곡밥 2/3공기, 샐러드, 살코기 100~150g ♣점심(500kcal) : 잡곡밥 2/3공기, 채소 반찬, 국 건더기, 생선구이 1/2조각 ♣간식(200kcal) : 단백질세이크 or 초코우유 ♣저녁(500kcal) :잡곡밥 2/3공기, 샐러드, 살코기 150~200g	1~4주	
1,700	♣아침(400kcal) : 잡곡밥 2/3공기, 샐러드, 살코기 100~150g ♣점심(500kcal) : 잡곡밥 2/3공기, 채소 반찬, 국 건더기, 생선구이 1/2조각 ♣간식(300kcal) : ① 단백질세이크 or 초코우유, ② 과일 200~250g ♣저녁(500kcal) : 잡곡밥 2/3공기, 샐러드, 살코기 150~200g	1~4주	
1,800	♣아침(500kcal) : 잡곡밥 2/3공기, 샐러드, 살코기 150~200g ♣점심(500kcal) : 잡곡밥 2/3공기, 채소 반찬, 국 건더기, 생선구이 1/2조각 ♣간식(300kcal) : ① 단백질세이크 or 초코우유, ② 과일 200~250g ♣저녁(500kcal) : 잡곡밥 2/3공기, 샐러드, 살코기 150~200g	1~4주	

1,900	♣아침(500kcal) : 잡곡밥 2/3공기, 샐러드, 살코기 150~200g ♣점심(500kcal) : 잡곡밥 2/3공기, 채소 반찬, 국 건더기, 생선구이 1/2조각 ♣간식(300kcal) : ① 단백질셰이크 or 초코우유, ② 과일 200~250g ♣저녁(600kcal) : 잡곡밥 2/3공기, 샐러드, 살코기 200~300g	1~4주	근력 운동 20분 이상 필수. 유산소 운동은 생활 속에서 틈틈이 움직 이는 것으로 대신함.
2,000	♣아침(600kcal) : 잡곡밥 2/3공기, 샐러드, 살코기 200~300g ♣점심(500kcal) : 잡곡밥 2/3공기, 채소 반찬, 국 건더기, 생선구이 1/2조각 ♣간식(300kcal) : ① 단백질셰이크 or 초코우유, ② 과일 200~250g ♣저녁(600kcal) : 잡곡밥 2/3공기, 샐러드, 살코기 200~300g	1~4주	

이것이 칼로리별 구성 식단입니다. 이 식단의 주요 특징과 120% 활용할 수 있는 방법을 구체적으로 설명하겠습니다.

첫 번째, 가장 이상적인 식단이 되려면 탄수화물, 단백질, 지방을 골고루 섭취해야 합니다. 흔히 탄수화물 : 단백질 : 지방 비율이 4 : 4 : 2 혹은 5 : 3 : 2가 좋다고 합니다. 하지만 사실상 모든 음식의 성분과 칼로리를 계산하는 것은 불가능에 가깝죠. 그래서 저는 단백질 함량이 최대한 보장되도록 하고, 같은 탄수화물을 섭취하더라도 다양한 비타민과 무기질을 섭취할 수 있도록 과일이나 채소, 잡곡밥 등으로 종류를 다양하게 구성했습니다. 지방과 관련해서는 크게 고려하지 않았는데요. 자체 칼로리가 워낙 높고, 반찬을 조리할 때나 생선구이, 달걀 노른자, 우유 등에서 섭취가 가능하기 때문입니다. 태양인이라면 혹시나 탄수화물이 부족하다고 느낄 수 있어요. 식단을 적용하다가 어지럽거나 기력이 떨어진다고 느낄 때 포도주스 등을 마시면 도움이 됩니다.

두 번째, 독자님, 부디 그 국물을 먹지 마세요.

염분 섭취가 많으면 고혈압 발생 가능성이 높습니다. 삼투압에 의해서 나트륨이 많으면 물의 재흡수가 많이 일어나 부종이 생기고, 혈액량이 많아지면서 혈압이 높아지게 되는 거죠. 비만일수록 염분을 더 많이 재흡수하기도 합니다.

그렇다고 간을 하지 말라는 얘기는 아닙니다. 다만 국물의 간을 맞추는 데 있어 소금이 어마어마하게 들어가기 때문에 국물은 최대한 섭취하지 않는 것이 좋아요. 아니면 차라리 샤부샤부처럼 국물은 싱겁게 요리하고 건더기를 간장이나 소금에 찍어 먹으면 염분 섭취를 훨씬 줄일 수 있습니다.

세 번째, 단백질은 많이, 더 많이.

앞의 식단 표는 어찌 보면 단백질 위주의 식단처럼 보일 수 있습니다. 일반적인 한국인 식단의 단백질 함량은 20% 정도라고 합니다. 저는 그것을 2배로 만들었습니다. 고작 2배인데, 거의 모든 음식이 단백질인 것처럼 보일 겁니다. 그만큼 한국인의 식단엔 단백질이 부족합니다.

근육량을 늘리기 위해서는 체중 1kg당 단백질 1~1.8g 정도를 섭취해야 하는데, 이게 말처럼 쉽지가 않습니다. 단백질의 대명사라고 불리는 닭 가슴살의 경우 100g에 단백질은 약 20g이 들어 있어요. 결국 체중이 60kg인 사람은 적어도 하루에 닭 가슴살 300g은 먹어야 한다는 거죠. 한국영양학회에서 권장하는 일반 성인남녀의 단백질 하루 권장 섭취량은 50~60g 정도인데, 조사에 따르면 우리나라 성인 3명중 1명은 단백질 섭취가 부족한 것으로 나타났습니다.

한식을 보면 발효 식품도 많고, 나물 반찬 등으로 채소 섭취도 용이합니다. 이렇게 훌륭한 점도 많은데, 왜 군이 '단백질'을 보충해야 할까요? 바로 근육을 지키고 늘리기 위해서입니다.

근육은 포도당을 저장했다가 필요할 때 에너지원으로 사용하여 칼로리 소모량을 늘려줍니다. 에너지를 비축하는 동시에 발산하기 때문에 근육은 에너지 공장이라고도 불립니다. 만약 근육이 줄어들면 포도당을 저장할 공간이 부족해지고, 포도당은 혈액을 떠다니면서 혈당 수치를 올려 당뇨를 유발하게 됩니다. 실제 국내 한 연구 팀에서 평균 나이 47세인 성인 1만 7,000여 명을 대상으로 추적 관찰한 결과, 근육량이 줄어든 사람의 경우 당뇨병 발병 위험이 두 배 이상 높은 것으로 나타났다고 합니다. 또한 근육량이 줄어들면 신체 활동이 감소해 기초대사량이 떨어지고, 혈관 상태가 저하되어 심혈관 질환의 위험도 최대 5배까지 높아집니다. 심지어 혀, 저작근, 인두근육의 근육량도 감소해 음식물을 삼키는 것이 힘들어지는 삼킴장애 발병 위험 또한 2.7배나 높아진다고 해요. 문제는 이렇게 중요한 근육이 나이가 들수록 감소한다는 점인데요. 근육은 20대에 정점을 찍은 뒤, 해마다 1%씩 감소하고, 80세가 되면 최대 근육량의 40% 수준밖에 남지 않는 것으로 밝혀졌습니다.

그렇다고 근육이 줄어드는 것이 단순히 노화 현상이라고만 생각해 방치해서는 안 됩니다. 의학계에서는 '사코페니아'라고 해서 근감소증을 하나의 질환으로까지 보고 있기 때문이에요. '사코페니아'에서 '사코(Sarco)'는 근육, '페니아(Penia)'는 부족하다는 뜻인데, 근육이 줄어들면 낙상이나 외상 문제뿐만 아니라 당뇨, 고혈압, 고지혈증과 같은 혈관 질환을 유발하기도 합니다. 이것을 반대로 해석하면, 근육량을 유지하고 늘리는 것은 다이어트뿐만 아니라 낙상과 각종 혈관 질환을 예방하는 등 건강에도 도움을 준다는 거죠.

다이어트에서 단백질을 섭취해야 하는 또 다른 이유는 단백질은 그 자체를 소화하는 데도 에너지 소모량이 다른 영양소에 비해 크다는 점입니다. 이것을 식이성 발열 효과라고 하는데요. 단백질의 식이성 발열 효과는 20~30%인 반면, 탄수화물은 5~10%, 지방은 0~5%입니다. 식이성 발열 효과는 1일 에너지 소비량의 5~10%에 해당하는 만큼 체중 감량을 목적으로 하는 식이요법에서 단백질 함량을 높이는 게 유리합니다.

즉 단백질은 몸 안에서는 내장 기관의 움직임을 활발히 해서 에너지 소모량을 증가시키고, 몸 밖에서는 근육량을 증가시켜 대사량을 높여 줍니다. 숨만 쉬어도 살이 빠지는 몸을 만들기 위해선 단백질 섭취가 필수인 셈이죠.

결론적으로 다이어트를 결심했다면 목표 체중이 될 때까지 〈표 2〉의 식단을 지켜 주세요.

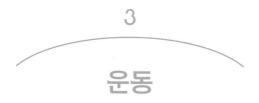

3

운동

다이어트에 운동이 중요한가, 식단이 중요한가? 이 문제가 고민인 사람이 많은 것 같은데요. 답은 명확합니다. 식단, 식단 그리고 식단입니다. 정확히 말하자면 체지방을 감량하는데는 식단이 훨씬 중요하고, 다이어트가 성공한 이후 그것을 유지하면서 살이 찌지 않는 몸으로 바꾸는 데는 '운동'이 필수입니다. 물론 식단만으로 체중이 줄어들지 않는 사람들도 있습니다. 그동안 요요가 반복되어 왔거나 밤낮이 자주 바뀌는 직업이거나 출장이나 불면증이 있어서 규칙적인 생활 패턴이 힘든 사람들은 몸이 항상 긴장 상태를 유지하고 있기 때문에 살이 잘 빠지지 않습니다. 이런 사람들은 식단과 운동을 병행해야 합니다. 여기서는 식단과 함께 병행하면 좋은 구체적인 운동법에 대해 설명하겠습니다.

운동도 섭취 칼로리에 맞게 해야 합니다. 처음 다이어트를 시작해 1,000~1,100kcal 정도를 섭취하는 경우라면 아주 가벼운 스트레칭이나 천천히 걷기 정도가 적당합니다. 이것도 힘들다면 아예 하지 않아도 괜찮습니다. 섭취하는 칼로리가 워낙 적은 만큼 굳이 무리하게 운동을 하지 않는 것이 차라리 좋습니다. 살을 빨리 빼야겠다는 욕심으로 무리하게 운동을 해서 오히려 식욕이 폭발해 소모한 칼로리보다 섭취한 칼로리가 많아진다면 살은 절대 빠지지 않습니다. 다만 칼로리 섭취가 적으면 체온이 좀 떨어질 수 있기 때문에 박수 치기나 손발 털기, 족욕처럼 체온을 올려 주는 가벼운 스트레칭 정도면 충분합니다.

추천 스트레칭 : 노궁혈 박수(P. 81), 합곡혈 자극 스트레칭(P. 91), 외관혈 자극 스트레칭(P. 122), 모세혈관 운동(P. 124), 당뇨에 좋은 스트레칭(P.146), 태계혈 자극 스트레칭1(P. 148)

1,200kcal 이상의 칼로리 섭취 단계에서는 운동이 조금 달라집니다. 본격적으로 근력 운동을 시작하는 단계입니다. 이때부턴 열량이나 영양소가 어느 정도 충분하기 때문에 근육이 만들어질 수 있고, 대사량을 올리기 위해 필수이기도 합니다. 물론 헬스장을 등록하고 전문 트레이너에게 PT를 받는다면 좋겠지만 여건상 쉽지 않은 분들도 있을 겁니다. 태어나서 한 번도 근력 운동을 해 본 적이 없는 분도 있을 테고요. 걱정하지 마세요. 꼭 지켜야 하는 규칙 몇 가지만 잘 지킨다면 혼자서도 충분히 할 수 있습니다.

첫 번째, 내 몸이 '바른 자세'인지 체크하기.

바른 자세를 체크하기 위해서는 전신거울 앞에서 정면을 보고 양발을 붙여 서서 확인해 주시면 되는데요. 좌우 어깨의 높낮이는 같은지, 머리가 한쪽으로 기울어져 있지는 않은지, 골반의 높낮이가 같은지 등을 확인합니다.

다음으로 양발을 붙이고 측면으로 서 주세요. 귀와 어깨, 골반, 무릎 옆, 복사뼈가 일직선상에 있는지 확인합니다. 어깨가 앞쪽으로 말려 있지는 않은지(라운드 숄더), 목이 앞으로 나와 있지는 않은지(거북목), 허리가 앞으로 굽어 있진 않은지 등등 내 몸의 상하좌우가 균형이

잡혀 있는지 확인해 주세요.

만약 오랜 시간 동안 균형이 어긋난 몸으로 살아왔다면 몸의 좌우대칭을 바로 하는 것이 몹시 불편할 수 있습니다. 우리 몸의 균형을 담당하는 기관인 소뇌가 틀어진 몸이 정상이라고 인식하기 때문에 무의식적으로 틀어진 자세가 편하다고 느끼는 거예요. 그러니 상하좌우의 어긋나 있는 부분을 교정하여, 소뇌에게 바른 자세를 인식시켜 주는 것이 근력 운동의 첫 시작입니다. 균형이 어긋난 몸 상태에서는 일단 운동 자세가 잘 나오기가 힘들고, 동작을 하다가 아프면 무의식적으로 정확한 동작을 피하게 되면서 통증을 유발하기가 쉽습니다.

만약 어깨의 높낮이가 다르면 거울을 보고 좌우 높이를 같게 맞추고 그 자세에서 10~20분 정도를 유지하세요. 이때는 운동을 하지 않아도 괜찮습니다. 근력을 키우는 것보다 몸을 바른 자세로 만드는 것이 우선입니다. 매일 조금씩 이렇게 앞뒤좌우 자세를 교정하다 보면 자연스럽게 바른 자세를 찾게 됩니다. 물론 우리 몸이 스스로 돌아올 수 있는 힘을 가지고 있을 때 그렇습니다. 만약 이렇게 하는데도 교정이 전혀 되지 않거나 어긋나 있는 부위에 통증이 있다면 그때는 병원에 내원해 전문가의 도움을 받아야 합니다. 자, 바른 자세가 되었다면 이제 본격적인 근력 운동을 시작해야겠죠?

두 번째, 체질 불문 '복근' 운동이 먼저!

근력 운동에 있어서는 무조건 복근 운동이 1순위입니다. 코어 머슬이라고 하죠? 우리 몸의 중심(코어) 근육이에요. 복근으로 척추와 골반을 단단히 잡을 수 있어야 다른 근력 운동 동작이 가능합니다. 큰 근육이라 혈당을 태워 주는 데 좋은 것은 말할 것도 없고요.

그다음은 허리와 하체 운동입니다. 대표적인 동작으로는 스쿼트가 있죠. 스쿼트 하나만 제대로 해도 다른 근력 운동 안 해도 됩니다. 복근, 허리, 엉덩이, 허벅지까지 한 번에 자극할 수 있거든요. 근육이 혈당을 태워 주는 일종의 공장이라고 친다면 스쿼트는 공장 중에서도 최고급 공장을 한 번에 가동시키는 효과입니다.

이렇게 하체까지 단련을 시켰다면 등 부위의 운동을 해 주세요. 광배근과 능형근을 자극시켜 주는 동작들이 여기에 해당합니다. 이 근육들을 단련시켜 주면 말려 있는 어깨를 펴는 데 도움을 받을 수 있습니다.

그 후엔 상체 작은 근육들을 운동해 주시면 되는데요. 이 운동은 여성분보다는 남성분들이 선호합니다. 넓은 어깨를 만들어 주거든요.

참고로 Part 3에서는 다양한 지압법과 스트레칭을 소개하는데요, 허리가 아프거나 무릎이 아플 때 한의학적 관점으로 스트레칭을 하면서 그 부위의 통증을 줄이는 것이 주요 목적이지만 동시에 초보자들이 일상적으로 기초 근력을 키우기에도 이상적입니다. 위의 원칙을 잘 생각하면서 몇 가지 스트레칭만 꾸준히 해도 충분히 효과를 볼 수 있습니다.

추천 스트레칭

1주 차	(월~금. 주 5회) : 뱃살까지 빼 주는 쾌변 체조(P. 97), 장문혈 자극 스트레칭(P. 137)
2주 차	월, 수, 금 - 허리 강화 스트레칭 1(P. 105), 허리 강화 스트레칭 2(P. 107) 화, 목 - 뱃살까지 빼 주는 쾌변 체조, 장문혈 자극 스트레칭
3주 차	월, 수 - O 자 다리 교정 스트레칭(P. 110), 태계혈 자극 스트레칭 1(P. 148), 엄지발가락 체조(P. 112) 화, 목 - 뱃살까지 빼 주는 쾌변 체조, 장문혈 자극 스트레칭 금 - 허리 강화 스트레칭 1, 허리 강화 스트레칭 2
4주 차	월, 수 - 뱃살까지 빼 주는 쾌변 체조, 장문혈 자극 스트레칭, 전중혈 압통 풀기 스트레칭(P. 142) 화, 목 - 허리 강화 스트레칭 1, 허리 강화 스트레칭 2 금 - O 자 다리 교정 스트레칭, 태계혈 자극 스트레칭 1, 엄지발가락 체조

참고로 제가 근력 운동의 중요성을 강조하다 보니, 유산소운동은 안 해도 되나? 하고 생각하는 분도 있을 것 같은데요. 그렇지는 않습니다. 〈표 2〉에 '유산소는 생활 속에서 틈틈이 움직이기'라고 적어 놨죠? 이것을 니트NEAT 운동이라고 합니다. Non-Exercise Activity

Thermogenesis의 머리글자를 따서 니트 운동이라고 하는데요. 특별히 운동하지 않더라도 일상 속에서 칼로리 소모를 높이는 쪽으로 습관을 들이는 행동을 말합니다. 그러니 시간을 내서 근력 운동을 5분이라도 꼭 하고, 그 외에 생활 속에서 유산소운동을 녹여 내어 최소한의 노력으로 살이 쭉쭉 빠지는 몸으로 바꿔 보자고요. 생활 속 니트 운동을 몇 가지 소개하겠습니다.

첫 번째는 지하철에서 서 있기입니다. 일부러 서서 가면 앉아서 가는 것보다 열량 소모를 많이 할 수 있어요. 최근 세계보건기구에서 현대인들이 너무 앉아 있어서 병이 생긴다는 '의자병(Sitting disease)'을 인정했는데요. 1시간 앉아 있을 때마다 기대수명이 22분 감소한다는 연구 결과도 있고(영국 스포츠 의학 저널), 미국 메이요 클리닉에서는 3~4시간씩 앉아서 일을 하는 것은 하루 담배 한 갑 반을 피우는 효과랑 비슷하다고까지 발표했습니다. 즉 일하는 8시간 동안 거의 앉아 있으니, 출퇴근하는 지하철에서는 의도적으로 서 있는 것도 운동이 될 수 있습니다.

두 번째는 움직이며 통화하기. 편안히 기대어 앉거나 누워서 통화할 때보다 같은 시간 동안 제자리 걷기 운동을 하는 것과 같은 효과를 낸다고 할 수 있습니다.

세 번째는 집안일 할 때 신나는 음악 틀어 놓기입니다. 청소나 설거지를 할 때 신나는 음악을 틀어 놓으면 자신도 모르는 사이에 리듬을 타면서 몸을 움직이게 됩니다. 그러면 열량 소모도 많아지고, 힘들어서 나오는 스트레스 호르몬 대신 엔도르핀이 돌아 1석 2조 효과를 볼 수 있습니다.

네 번째는 서서 빨래 개기입니다. 테이블을 이용해서 선 자세로 빨래를 개면 앉아서 빨래를 개는 것보다 열량 소모가 많아집니다.

당장 실생활에 적용할 수 있는 것들로 소개했는데요. 이외에도 본인의 패턴에 맞게 생활 속에서 열량 소비를 늘려 나가는 습관을 한두 개 찾아서 만든다면, 시간 내서 러닝머신을 뛰지 않아도 충분히 유산소운동을 할 수 있습니다.

　이런 유산소 운동은 근력 운동과 마찬가지로 과잉 열량을 소모시킵니다. 특히 식후에 산책하기와 같은 가벼운 유산소운동은 식이성 발열 효과를 증가시킬 수 있습니다. 또한 유산소운동은 체지방에서 근육세포로 에너지를 공급하도록 돕기 때문에 신체에 축적된 체지방을 감소시켜 주는 효과도 있어요.

　규칙적인 운동은 남자는 8년, 여자는 9.1년 젊어지게 만들어 준다고 합니다. 운동을 조금이라도 하는 것과 아예 안 하는 것은 하늘과 땅만큼 차이가 납니다. 그러니까 오늘부터, 지금 당장 시작할 수 있는 동작을 찾아 생활에 녹여 보는 건 어떨까요?

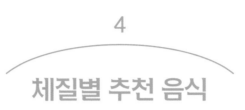

4

체질별 추천 음식

〈표 3〉 체질별 음식

음식	태양인	태음인	소양인	소음인
과일	감, 머루, 포도, 다래 등	배, 자두, 매실, 살구 등	수박, 참외, 딸기, 바나나, 파인애플 등	사과, 귤, 토마토, 복숭아 등
잡곡밥 (곡물)	메밀, 녹두 등	율무, 기장, 수수, 현미 등	보리, 녹두, 팥 등	찹쌀, 좁쌀, 차조 등
채소	시금치, 샐러리, 씀바귀, 메밀, 아욱, 배추 등	무, 당근. 도라지, 더덕, 고사리, 연근, 마, 버섯, 콩나물, 고구마 등	상추, 호박, 우엉, 고들빼기, 오이, 죽순, 배추 등	감자, 양파, 부추, 파, 쑥갓, 미나리, 양배추, 시금치, 냉이 등
살코기	오징어, 문어, 낙지 등	쇠고기 등	돼지고기, 오리고기 등	닭고기, 양고기 등
생선	전복, 소라, 굴, 게, 해삼, 홍합 등	명태, 조기, 대구, 장어 등	굴, 해삼, 멍게, 전복, 새우, 게, 복어, 가자미 등	명태, 조기, 멸치, 미꾸라지, 고등어, 장어 등

최근에 읽은 『디지털 헬스케어』에 흥미로운 연구 결과가 실려 있었습니다. 2010년에 미국 스탠퍼드 대학과 인터루킨 제네틱스 생명과학 회사가 145명의 과체중 및 비만 여성들을 대상으로 체중 감량을 진행했는데, 유전형에 적합한 음식을 먹은 사람은 체중의 5.3%를 감량한 데 비해, 그러지 않았던 사람들은 2.3%를 감량했다고 합니다. 또한 유전형에 적합한 음식을 섭취한 사람은 12개월간 평균 6kg을 감량한 데 반해, 그러지 않은 사람들은 평균 2kg을 감량해서 약 3배 차이가 났으며, 허리둘레도 유전형에 적합한 음식을 섭취한 사람은 2.6인치가 줄어든 반면, 대조군은 1.2인치밖에 줄지 않았다고 합니다.

유전형이란 결국 타고난 체질이라고 할 수 있습니다. 체질의학인 사상의학에서는 음식을 건강 유지를 위한 예방 효과와 질병 치료의 보조적인 수단으로 보고 있습니다. 그렇기 때문에 체질에 적합한 음식을 골고루 섭취하고, 해가 되는 음식을 장기간 복용하는 것은 피하자는 것이죠. 그렇다면 체질에 적합한 음식이란 무엇이고, 해가 되는 음식이란 무엇일까요?

체질에 적합한 음식이란 타고난 장기의 불균형을 바로잡도록 도와주는 음식을 말합니다. 반대로 해가 되는 음식은 타고난 장기의 불균형을 더 불균형 상태로 만드는 음식이에요.

결국 체질에 맞는 음식을 복용하면 건강해져서 신진대사가 원활히 되기 때문에 살이 잘 빠지지만, 몸에 맞지 않는 음식을 오랫동안 섭취하면 몸의 기능이 점점 떨어지고 대사량이 저하되어 살이 잘 빠지지 않게 됩니다. 오히려 붓게 될 수도 있죠. 이것이 다이어트를 진행하면서 체질에 맞는 음식을 섭취해야 하는 이유이자, 미국에서 진행한 실험에서 유전형에 적합한 음식을 섭취한 사람들이 살이 더 잘 빠진 이유입니다.

다만 여기서 주의할 점이 있습니다. 이렇게 설명하면 극단적으로 체질 음식 한두 개만 섭취하는 사람이 있는데요. 아무리 체질에 맞는 음식이더라도 한두 개의 음식만 장기간 먹는 것은 건강을 해칠 수 있습니다. 또한 음식은 질병 치료의 보조적인 수단일 뿐입니다. 약물을 거부하고 음식만 강조하여 질병을 더욱 악화시키는 상황은 없어야 합니다.

<표 3>은 사상의학 교과서를 참고하여 일상생활에서 흔하게 먹는 곡물, 과일, 채소, 고

기, 생선을 기준으로 분류한 것입니다. 여기에 〈표 2〉를 바탕으로 식단을 구성하면 되는데요. 예를 들어, 태양인이라면 〈표 2〉의 녹색으로 표시된 '과일'을 〈표 3〉의 태양인 과일에 해당하는 '감, 머루, 포도, 다래'로 섭취하면 됩니다. 같은 맥락으로 잡곡밥 같은 경우 소양인이라면 쌀에 보리나 녹두를 넣으면 되는 것이죠. 살코기도 마찬가지입니다. 소음인이라면 〈표 3〉의 소음인 살코기에 해당하는 '닭고기나 양고기'로 섭취하면 됩니다. 또 하나, 살코기 150~200g이라고 나와있는데요. 태양인의 음식인 오징어, 소음인의 음식인 닭 안심이나 닭 가슴살은 최대 용량인 200g을 섭취하고, 태음인의 소 등심이나 소 안심, 소양인의 돼지 안심 같은 부위는 최저용량인 150g을 섭취합니다. 오징어와 닭에 비해, 소와 돼지가 칼로리가 높기 때문입니다.

* 〈표 1〉, 〈표 2〉, 〈표 3〉은 한 번에 볼 수 있게 부록에 재수록했습니다.(P. 243)

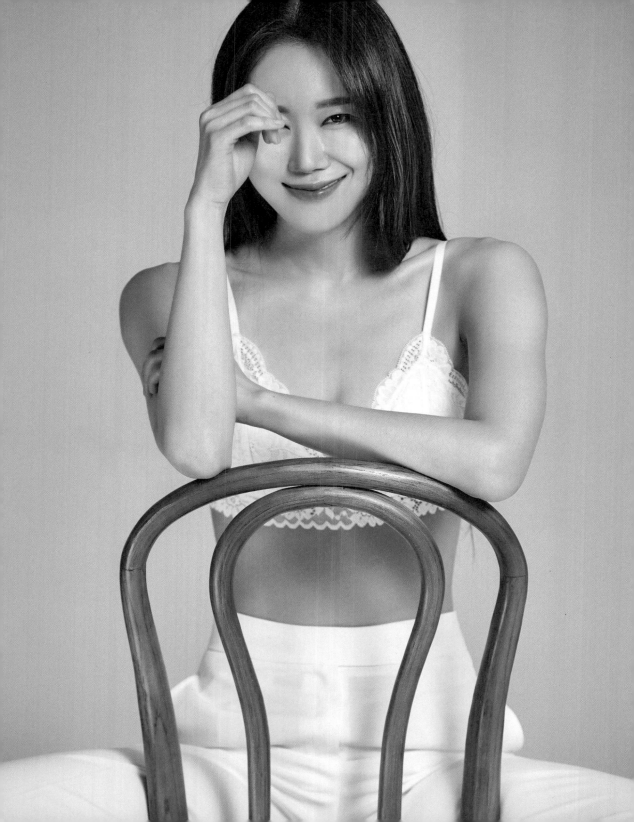

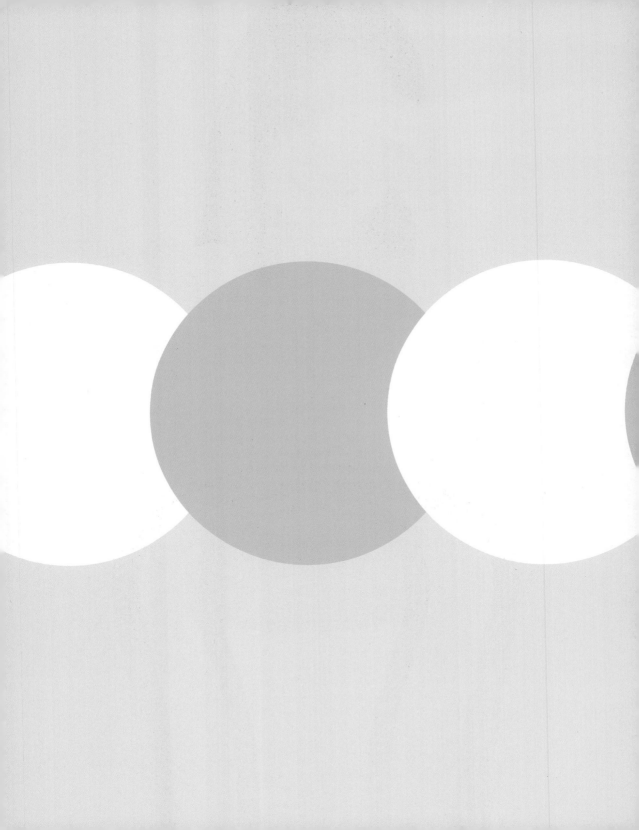

지압법과
스트레칭

들어가기 전에

　이번 장에서는 지압과 스트레칭을 함께 다룹니다. 지압은 막힌 혈을 뚫어서 순환을 원활하게 하는 원리이기 때문에 치료에 중점을 두는 반면, 스트레칭은 몸을 움직이는 것이기 때문에 대사량을 올리는 데 도움이 됩니다. 이를테면 체온을 올리는 데는 지압보다는 스트레칭이 좀 더 도움이 되고, 체했을 때는 스트레칭보다 지압이 좀 더 좋습니다.

　또 건강한 상태일수록 스트레칭이 좋고, 병적인 상태일수록 지압이 좋습니다. 그리고 같은 병적인 상태이더라도 급성일수록 지압이, 만성일수록 스트레칭이 도움이 됩니다. 예를 들어 급체를 했다면 스트레칭보다는 지압이 효과를 더 볼 수 있고, 오랜 기간 동안 소화 기능이 좋지 않았다면 스트레칭을 꾸준히 하는 것이 도움이 됩니다. 하지만 가장 좋은 것은 지압과 스트레칭을 적절히 병행하는 것이라는 사실을 꼭 기억해 주세요.

지압

　지압법이란 손이나 도구 등을 이용하여 통증 완화 효능이 큰 지점이나 근육을 자극하는 건강 관리법입니다. 이를 통해 인체가 정상적인 생리 기능을 하여 질병으로부터 방어력을 높이도록 도와줍니다. 즉 질병이 발생하기 전에 예방하는 효과도 있습니다. 지압은 누구나 쉽게 어디서든 할 수 있고, 약물처럼 내성이 있는 것도 아닙니다. 설령 혈자리를 정확히 알지 못해서 혈자리의 근처 부위를 지압하더라도 큰 부작용이 발생하지 않는다는 장점이 있습니다. 매일

20~30분 정도, 6개월 이상 꾸준히 하면 몸의 변화를 느낄 수 있을 거예요.

지압의 원리는 기혈의 순환을 원활하게 하여 체내 노폐물과 독소를 배출하는 데 있습니다. 이런 과정을 통해 몸이 건강해지기도 하고, 어디를 지압하느냐에 따라 부기나 살이 빠지는 효과를 볼 수도 있고, 식욕억제에 도움이 되기도 하지요. 몸에 좀 안 좋은 곳이 있다거나 건강이 염려되는 부분이 있다면 수시로 지압하는 것을 추천합니다.

덧붙여 꼭 당부하고 싶은 것이 있습니다. 지압을 하다 보면 간혹 통증을 심하게 느끼는 부위가 있을 수 있습니다. 이것은 해당 장기가 순환되지 않고 막혀 있는 곳이라는 의미일 수 있는데요. 쉽게 말해 관련된 장기의 기능이 썩 좋지 않다는 것으로 볼 수 있습니다. 이를 통해 질병이 되기 전, 몸의 신호를 미리 파악할 수도 있습니다. 지압을 꾸준히 반복하는 것만으로 불편한 증상을 완화시킬 수도 있지만 이미 질병 상태가 되어 버렸다면 지압을 통해 완전히 치료하기는 어렵습니다. 그런 경우라면 꼭 진료를 받아 볼 것을 권합니다.

혈자리 지압 방법
3가지

• **손가락 끝으로 누르기**

약간의 압박이 느껴질 정도로 자극을 주며, 한 번 누를 때 5~10초 지긋하게 눌러 줍니다.

• **볼펜 등 도구 이용하기**

뭉툭한 끝부분을 이용하여 자극을 주는 방법. 귀처럼 손가락으로 하기에 다소 좁은 면적의 부위나 정확한 지점에 강한 자극이 필요한 경우 이 방법을 활용합니다.

• **쌀알과 종이테이프**

종이테이프를 적당 크기(1cm×1cm)로 자른 뒤 가운데에 쌀알 하나를 올려놓고 경혈 위에 붙여 고정합니다. 해당 지점을 지속해서 자극하는 효과가 있어, 퇴행성 관절염처럼 늘 통증이 있는 사람에게 적합합니다.

스트레칭

여기에서 소개하는 스트레칭의 가장 중요한 목적은 몸을 좀 더 나은 상태로 만드는 것입니다. 소화가 안 될 때, 비만이나 혹은 다른 이유로 인해 허리나 무릎이 아플 때 활용할 수 있습니다. 동시에 운동을 잘하지 않았던 초보들이 근육을 키우는 데 도움이 되는 것도 많습니다. 물론 근육을 키우기 위해서는 헬스장을 등록하거나 전문가의 도움을 받는 것이 가장 좋습니다. 하지만 여건상 여의치 않다면 조금이라도 시간을 내서 꾸준히 스트레칭을 하기 바랍니다. 분명 다이어트에 큰 효과를 거둘 수 있을 겁니다. 앞에서 강조했듯이 스트레칭에서도 바른 자세가 중요합니다. 자세가 어긋난 상태에서 운동을 하면, 오히려 통증을 유발할 수 있어요.

그래서 꼭 거울이 있는 곳에서 스트레칭할 것을 추천합니다. 이를 통해 나의 자세를 확인하는 습관을 들이세요. 혹시나 몸이 틀어져 있다면 불편하더라도 동작 중간중간에 계속 자세를 확인하고 바르게 맞춰야 합니다. 반복하다 보면 자연스럽게 자세를 교정할 수 있습니다. 가장 이상적인 것은, 바른 자세로 앉거나 섰을 때 내 몸이 가장 편안한 것입니다. 이걸 목표로 노력하세요. 본격적인 근력 운동은 그 이후에 해도 괜찮습니다.

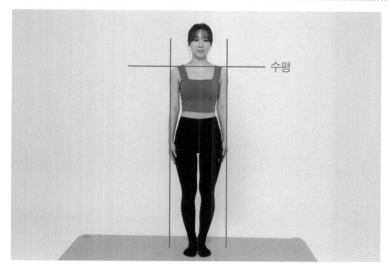

수평

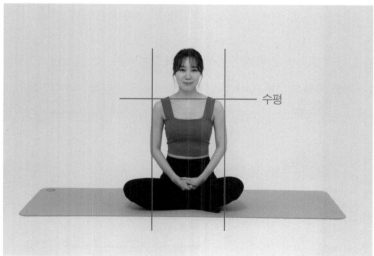

수평

- 전체적인 자세가 한쪽으로 치우지지 않았는지

- 어깨가 수평을 이루는지, 목이 기울어지지 않았는지 등을 체크

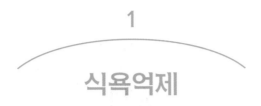

1

식욕억제

식사를 든든히 했음에도 채 몇 시간이 지나지 않아 배가 고프다거나 스트레스 때문에 배고픔을 느끼는 등의 가짜 배고픔은 이겨 내야 합니다. 물을 마신다거나 양치를 하는 등의 방법도 있지만 스트레스로 인한 과식을 예방하는 혈자리를 활용하는 것도 아주 좋은 방법입니다.

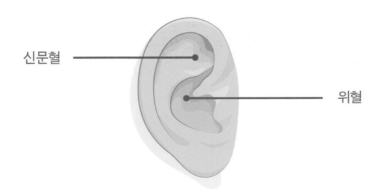

신문혈

위혈

신문혈

- 귀 안쪽 윗부분에 위치한 신문혈은 식전에 지압하면 스트레스성 과식을 예방할 수 있습니다.
- 약간의 압박감을 느낄 수 있는 강도로 30초에서 1분 정도 지압해 주세요.

위혈

- 귀 안쪽 움푹 파인 공간의 중앙에 위치한 위혈은, 식욕을 억제하고 배고픔으로 인한 위통이나 불쾌감을 완화할 수 있습니다. 입이 심심할 때나 달콤한 것이 먹고 싶을 때 위혈을 꾹 누르세요. 저는 한창 머슬마니아 대회를 준비할 때도 그렇고, 지금도 틈날 때마다 버릇처럼 눌러 줍니다.
- 약간의 압박감을 느낄 수 있는 강도로 30초에서 1분 정도 지압해 주세요.

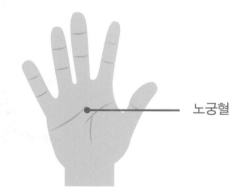

노궁혈

손바닥 중앙에 위치한 노궁혈 박수

- 손바닥 정중앙의 위치한 노궁을 자극하면 포만감을 유지하는 데도 도움을 주고, 혈당이 급격히 오르내리는 것을 막는 데도 도움을 줍니다. 그래서 식욕억제는 물론, 당뇨병 환자에게도 유용합니다.

- 노궁은 손가락 2, 3, 4, 5지를 가볍게 주먹을 쥐듯이 구부렸을 때, 3지와 4지의 손톱 끝 사이에 위치합니다. 정확한 혈위를 잘 모르겠다는 분들은 손바닥을 쫙 펴서 중앙 부위를 지압하거나 20~30회 박수를 쳐 주세요.

- 노궁혈 박수는 식후에 하는 것을 추천합니다. 소화기관에 몰리는 혈액을 분산시키기 때문에 흡수를 느리게 하여 포만감을 오래 유지하고, 급격하게 혈당이 오르는 것도 예방할 수 있습니다.

식욕억제 혈자리인 신문혈과 위혈을 지압한 다음 효과를 배가시키는 방법입니다.

식욕을 억제하는 귀 마사지

① 양손을 비벼 따뜻하게 한다.

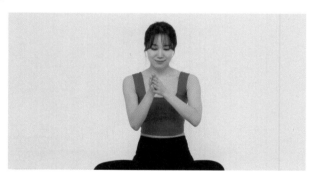

② 손바닥을 10초 정도 귀에 대고 귀 전체를 따뜻하게 해 준다.

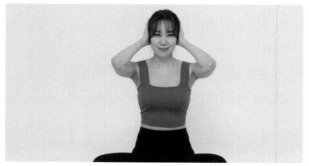

이렇게 귀에 위치한 혈자리를 지압하는 것과 귀를 따뜻하게 하는 것을 5번 이상 반복하면, 식욕억제 혈자리인 신문혈과 위혈의 효과를 배가시킬 수 있습니다.

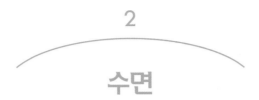

2

수면

성공적인 다이어트에 있어 필수 요소 중 하나가 바로 숙면입니다. 잠을 자면서 인체는 하루 동안 쌓여 있던 피로도 풀고, 지친 몸을 회복하는 시간을 갖습니다. 그런데 이 시간을 놓치면 몸은 엄청난 위기에 직면했다고 여기고 지방을 내놓지 않게 됩니다. 오래 반복되면 안 먹어도, 운동해도 안 빠지는 몸이 될 수 있어요. 잠 하나가 다이어트에 이렇게 치명적일 수 있습니다. 가장 좋은 건 밤 10시에 딱 잠자리에 드는 것인데 그게 힘든 사람이 너무 많죠. 만약 잠자리에 들려고 누웠는데도 쉽게 잠에 들지 못한다? 그럴 때 이 혈자리를 눌러 주세요.

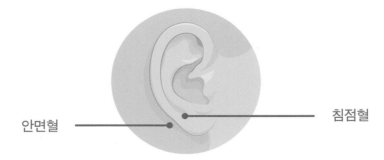

안면혈   침점혈

안면혈

- 편안할 안(安)에, 잘 면(眠)을 쓰는 안면혈은 말 그대로 편안하게 잠을 자도록 해 줍니다. 귀 뒤에 볼록 나온 뼈(유양돌기)에서 1cm정도 뒤에 있는 곳입니다. 목과 머리가 만나는 부분의 긴장을 풀어 주는 것도 숙면에 도움이 되니, 안면혈과 함께 귀 뒤에서 목덜미까지 전체적으로 지압하는 것이 좋습니다.
- 약간의 압박감을 느낄 수 있는 강도로 10초 정도 3~5회 반복 지압 해 주세요.

침점혈

- 귓불 중앙에서 대각선 방향으로 1cm 위쪽에 위치한 침점혈을 엄지와 검지로 잡고, 조금 센 강도로 1~2분 정도 지압해 주세요.

목, 어깨 머리 근육 스트레칭 1 //

안면혈을 자극할 뿐만 아니라 머리의 무게를 이용해 목과 어깨와 머리의 근육을 풀어 줌으로써 수면을 유도하는 방법입니다.

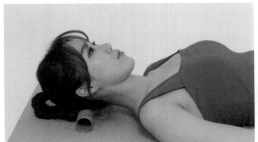 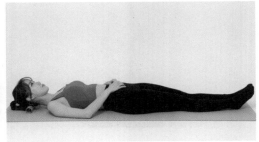

① 다 쓴 랩이나 포일의 딱딱한 원통 부분을 준비해, 뒤통수의 두개골이 끝나는 지점에
   가로로 놓는다.

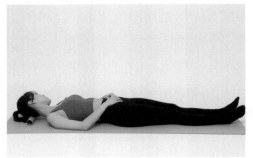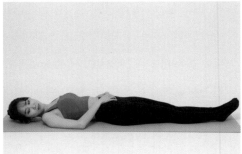

② 천천히 심호흡하면서 머리를 좌우 양쪽으로 왔다 갔다 하는 것을 20~30회 정도 반복한다.

랩이나 포일 외에 맥주병 2개의 바닥 면을 붙여 청테이프로 고정해도 좋은 마사지 도구가 됩니다. 덧붙여 두개골이 끝나는 지점을 쉽게 찾는 법을 알려 드리겠습니다. 정수리부터 꾹꾹 누르면서 뒤통수로 내려오다 보면 쏙 들어가는 곳이 있어요. 그 라인을 따라 마사지 도구를 위치시키면 됩니다.

목, 어깨 머리 근육 스트레칭 2

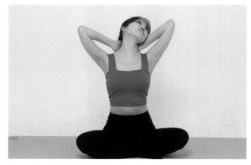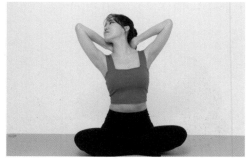

① 매트 위에 정면을 바라보고 앉아 두 손을 깍지 끼고, 목덜미에 댄다.
② 머리를 뒤로 젖혀 좌우로 왔다 갔다 하는 것을 10~20회 반복한다.

얼굴의 부기까지 빼 주는 안면혈 자극 스트레칭 //

수면의 질을 높여 줄 뿐만 아니라 얼굴의 부기까지 뺄 수 있는 스트레칭입니다. 눈이나 얼굴이 자주 붓는 분들이라면 자기 전에 꾸준히 해 보세요

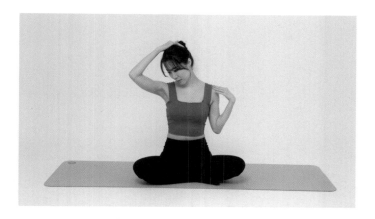

① 머리를 우측 45도 방향으로 회전시키고 고개를 숙인 후 왼손은 왼쪽 어깨 끝을 잡고, 오른손은 머리를 감싼다.

② 왼손으로 어깨를 아래로 내리고, 오른손은 머리를 내리면서 목과 어깨를 스트레칭한다.

③ 방향을 바꿔 각각 3회씩 반복한다.

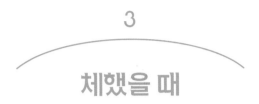

3

체했을 때

다이어트 중에는 식사량이 적어지기 때문에 위도 작아질 수 있습니다. 가뜩이나 위가 줄어 있는데 과식하거나 스트레스를 받으면 체하는 일도 잦아지죠. 이럴 때 유용한 혈자리입니다.

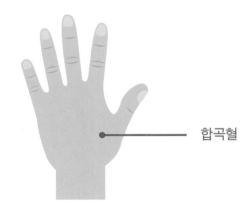

합곡혈

- 손등에 위치한 합곡혈의 정확한 위치는, 엄지와 검지 사이에서 손가락 한마디 정도 안쪽에 위치해 있습니다

- 평소보다 많이 먹어서 체했다 싶을 때 지압하는 혈입니다. 엄지와 검지로 꾹 눌러 주세요. 심하게 체할수록 더 많이 아플 거예요.

- 약간의 압박감을 느낄 수 있는 강도로 1~3분 정도 3~5회 반복 지압 해 주세요.

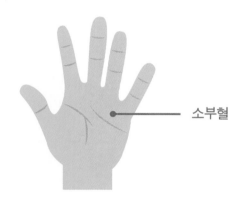

소부혈

소부혈

　다이어트를 시작하면 아무래도 평소보다 예민해지기 때문에 사소한 일로도 스트레스를 많이 받을 수 있습니다. 한껏 예민해진 상태에 음식을 섭취하다가 체했을 때는 소부혈을 자극하면 좋습니다. 손가락을 가볍게 오므린 상태에서, 약지와 새끼손가락 사이가 가리키는 부위를 찾으면 됩니다. 소부혈은 스트레스를 진단하고 치료하는 혈이기도 합니다. 스트레스를 많이 받은 상태라면 지압했을 때 통증이 더 심할 수 있습니다. 그러니 꼭 체했을 때가 아니라도 스트레스를 많이 받는다 싶으면 수시로 지압해 주세요.

　약간의 압박감을 느낄 수 있는 강도로 10초간 3~5회 반복 지압 해 주세요.

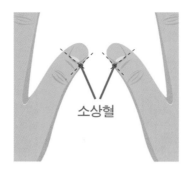

소상혈

소상혈

- 소상의 정확한 위치는 엄지손가락의 손톱뿌리가 끝나는 지점에서 수평으로 이은 선과 손톱의 내측 가장자리 선을 수직으로 이어 교차하는 곳입니다.

- 급하게 먹어서 체했을 때 유용합니다. 어렸을 때, 체해서 손을 딴 경험이 한 번쯤 있죠? 그 자리가 바로 소상입니다. 소독한 바늘로 가볍게 톡! 사혈하는 방식으로 하면 좋습니다.

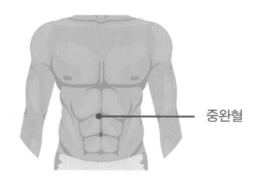

중완혈

중완혈

소화가 안 되는데 원인은 모르겠다 싶을 때가 있죠. 그냥 막 갑갑하고 불편하고, 메슥거리고, 앞머리도 약간 지끈거리는 것 같고…. 이럴 땐 명치와 배꼽의 중간에 있는 중완혈을 지압해 주세요. 중지나 엄지를 이용해 약간의 압박감을 느낄 수 있는 강도로 5초간 지압하고 3초간 쉬는 것을 5~10회 반복해 주세요.

합곡혈 자극 스트레칭

사실 체했을 때는 합곡혈을 지압하거나 소상을 사혈하는 것이 훨씬 더 유용할 수 있습니다. 하지만 혼자 있는 경우에 내 손을 아프게 지압하는 것도 힘들고, 바늘로 따는 건 무서울 수 있겠죠. 이렇게 상황이 여의치 않을 때 이 스트레칭을 해 주면 간단하면서도 어느 정도 효과를 볼 수 있습니다.

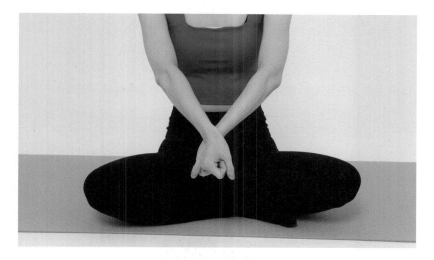

① 양손을 가볍게 주먹으로 쥔 채 오른쪽 손목의 아래쪽 끝에 튀어나온 뼈가 왼손의 합곡혈에 닿고, 오른손 새끼손가락은 왼손 검지 손가락에 닿도록 8자 모양의 고리처럼 교차시킨다.
② 1~3분간 톡톡 두드려 준다.
③ 손을 바꿔 반복.

합곡혈은 소화 장애뿐 아니라 인체의 기를 순환하는 데도 가장 좋은 혈자리이니 꼭 체했을 때가 아니라도 자주자주 해 주세요.

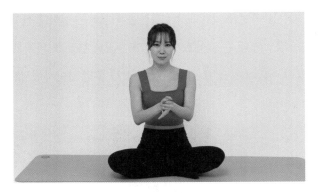

① 매트 위에 정면을 바라보고 앉은 후, 양손을 비벼 손을 따뜻하게 한다.

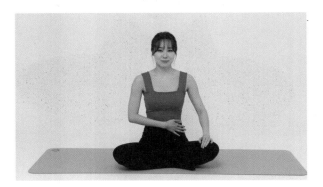

② 한쪽 손으로 배를 시계 방향으로 쓸어 주면서 위를 따뜻하게 한다. 3~5회 반복.

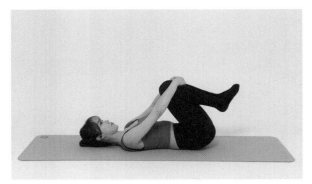

③ 매트 위에 누워, 양 무릎을 구부린 후 양팔로 무릎을 끌어안는다.

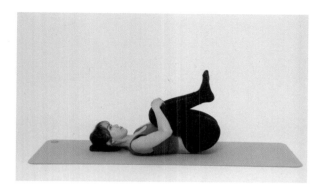

④ 숨을 깊이 내쉬면서 무릎을 상체 쪽으로 당긴다.

⑤ 다시 숨을 들이쉬면서 당긴 무릎을 풀어 준다.

⑥ 4, 5번을 5~10회 반복.

⑦ 스트레칭이 끝나면 무릎을 풀어 양손은 손바닥이 천장을 향하도록 몸 옆에 가볍게

　 놓고 호흡을 가다듬는다.

만성적인 소화불량이 있거나 평소에 소화기관이 약해서 예방하고자 하는 분들에게 적

합한 스트레칭입니다.

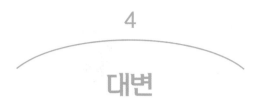

4

대변

다이어트를 하면 식사량이 줄면서 대변 보기가 어려워진다는 사람이 많습니다. 특히 소양인들에게 흔히 발생할 수 있는데요. 일단 물을 하루에 1.5~2L 정도 섭취하고, 다음에 소개하는 방법들도 기억해 주세요.

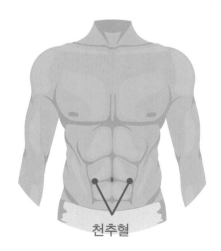

천추혈

천추혈

배꼽에서 양옆으로 손가락 2~3마디 정도 떨어져 있는 곳입니다. 천추혈을 지압했을 때 압박감이 심하다면 대장의 운동력이 떨어져 있는 것이니 더 자주 지압해 주세요.

천추혈은 살짝 누르면 효과가 없습니다. 깊이 강하게 꾸~~~욱!입니다. 10초 정도 5~10회 반복 지압 해 주세요.

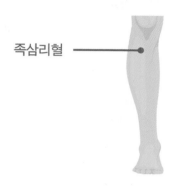

족삼리혈 ————

족삼리혈

무릎 바깥쪽에서 손가락 4마디 정도 아래에 위치한 족삼리는 변비, 설사뿐 아니라 무릎 통증이나 소화불량에도 도움이 되는 혈자리입니다. 어떤 증상에 무슨 혈자리였더라…? 기억이 안 나면 일단 족삼리를 지압하라는 말이 있을 정도로 매우 중요한 혈자리입니다.

엄지나 검지를 이용해 조금 센 강도로 10초 정도 3~5회 반복 지압 해 주세요.

천추혈 지압 스트레칭

평소 대변이 시원하게 안 나오거나 만성 변비인 사람들에게 좋은 스트레칭입니다. 수시로 대장을 자극해 연동 운동을 활발하게 하는 원리입니다.

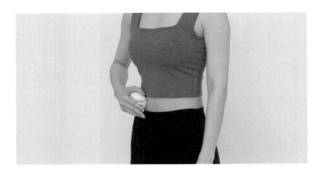

① 테니스공이나 골프공 혹은 야구공 등 딱딱한 소재의 공을 준비하고, 정면을 바라
본 자세로 선다.

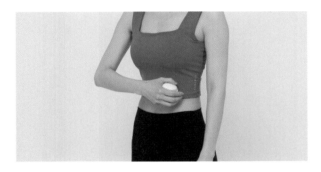

② 배꼽을 중심으로 큰 원을 그린다고 생각하고, 공을 우측 아랫배에서 시작해 시계
방향으로 마사지하는 것을 20회 반복한다.

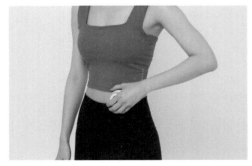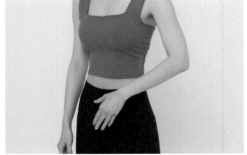

③ 좌측 옆구리에서 시작해 아래 방향으로 공을 굴린다. 마찬가지로 20회 반복.

만약 집에 공이 없다면 컵을 사용해도 괜찮습니다. 참고로 대장을 자극할 때는 배가 압박감을 느낄 수 있도록 조금 센 강도로 하는 것이 효과적입니다.

뱃살까지 빼 주는 쾌변 체조 //

복직근과 외복사근을 자극해 대장의 운동에 도움을 줄 뿐만 아니라 뱃살과 옆구리 살을 빼는 데도 효과적인 스트레칭입니다.

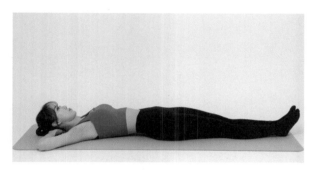

① 누운 상태에서, 양손은 깍지 끼고 머리 뒤에 놓는다.

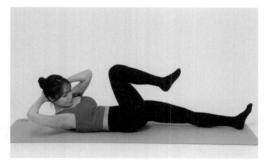 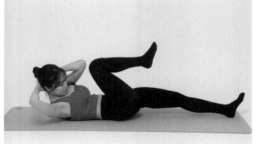

② 상체를 일으켜 세우면서 오른쪽으로 틀고, 동시에 오른쪽 무릎을 구부려 왼쪽 팔
   꿈치와 오른쪽 무릎이 최대한 닿도록 한다.

③ 좌우 번갈아 가면서 10회씩 반복.

이 스트레칭은 처음 하는 분들은 조금 힘들 수 있으니, 너무 무리하지 말고 꾸준히 하면서 횟수를 늘려 주세요.

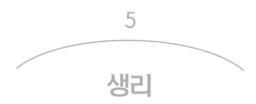

5

생리

다이어트를 하면 체지방량에 변화가 생기기 때문에 여성호르몬이 영향을 받아 생리 주기가 짧아지거나 길어질 수 있습니다. 생리 불순과 생리통에 두루 도움이 되는 혈자리들입니다.

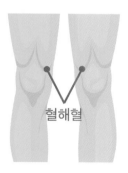

혈해혈

혈해혈

• 혈해는 무릎뼈 안쪽에서 손가락 3마디 정도 위 움푹 들어간 곳입니다.

- 혈해는 피의 바다라는 뜻이에요. 그만큼 혈액과 관련된 질환에 많이 사용하는 혈자리입니다. 그뿐만 아니라 무릎 안쪽이 시큰거리고 아플 때에도 효과를 볼 수 있습니다. 수시로 지압해 주면 생리 불순, 빈혈에 도움이 되고, 생리 시에 통증을 완화하는 효과도 있습니다.
- 엄지를 제외한 나머지 손가락으로 무릎뼈를 감싸고, 엄지손가락을 이용하여 약간의 압박감을 느낄 수 있는 강도로 5~10초 정도 5회 이상 반복 지압 해 주세요.

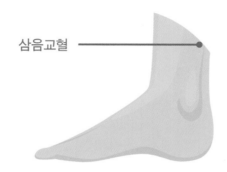

삼음교혈

삼음교혈

발목 안쪽 복사뼈 위로 손가락 서너 마디 정도 위에 위치한 삼음교는 생리 불순뿐 아니라 하체 부종과 당뇨에도 도움이 됩니다. 일명 여성호르몬의 오아시스라고 불리는 혈자리인데요. 한의학에서 여성호르몬은 정혈(精血)에 속하는데, 정혈을 만들고 저장하는 장기는 간장, 비장, 신장입니다. 삼음교는 이 세 곳의 경락이 교차하는 지점입니다. 또한 이 세 장기의 경락은 발에서 시작하여 상체로 올라가기 때문에 삼음교는 하체 부종을 가라앉히는 데도 좋습니다.

엄지나 검지를 이용하여 약간의 압박감을 느낄 수 있는 강도로 10초 정도 3~5회 반복 지압 해 주세요.

혈해혈 자극 스트레칭 - 누운나비자세 변형

무릎 안쪽 위에 있는 혈해혈을 자극하고, 하복부의 혈액순환을 돕는 스트레칭입니다. 평소 아랫배가 차갑거나 생리통이 심하거나 생리 주기가 불규칙한 여성들에게 특히 좋습니다. 잠들기 전, 기상 직후 이렇게 하루에 2번 꾸준히 해 주세요.

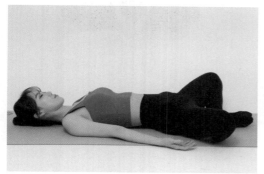 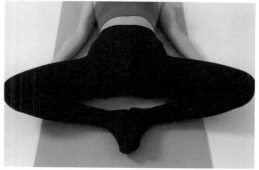

① 매트 위에 천장을 바라보고 눕는다. 양손은 손바닥이 하늘을 보도록 편안하게 바닥에 놓고 두 발바닥을 맞댄다. 이때 허리가 바닥에서 뜨지 않도록 주의한다.

② 이 자세를 30초~1분간 유지하면서 숨을 코로 깊게 들이마시고, 입으로 천천히 내쉰다.

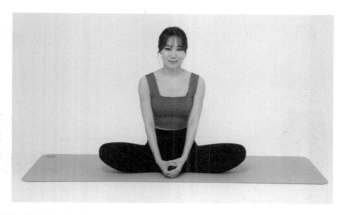

③ 상체를 세워 앉아, 양 발바닥을 맞댄 후 양손으로 발을 잡고 숨을 내쉬며 골반 쪽으로 당긴다.

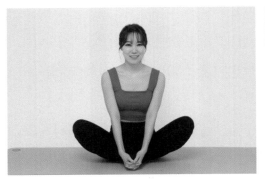
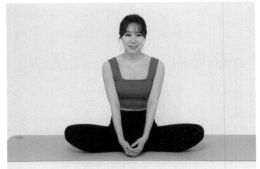

④ 가볍게 양 무릎을 위아래로 움직이며 20~30회 정도 탈탈 털어 준다.

삼음교 자극 스트레칭 - 낙타자세 변형 ///

삼음교 자극 스트레칭은 고난도 동작입니다. 허리가 안 좋거나 혈압이 높거나 이석증이 있는 사람들은 삼가 주세요. 또 기상 직후에 하면 혈액이 급격하게 머리로 쏠려 두통이나 어지럼증을 유발할 수 있으니 오후나 저녁 시간에 하는 것을 권합니다.

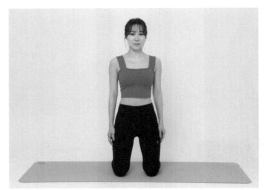
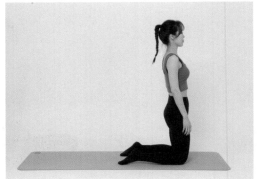

① 매트 위에 무릎을 바닥에 붙이고 허리를 세운 뒤 무릎을 골반 너비만큼 벌린다.

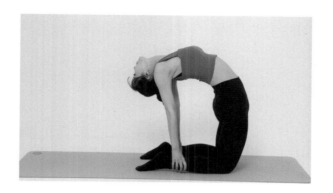

② 두 손을 허리에 대고 목부터 허리까지 순서대로 천천히 뒤로 젖히면서 손으로 양 발목을 잡는다.

③ 자세가 안정되었다면 골반을 앞으로 내민다는 느낌으로 한 번 더 자극시킨다. 이 자세를 20초간 유지한다.

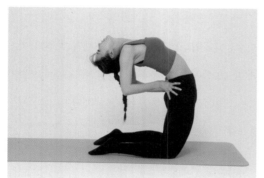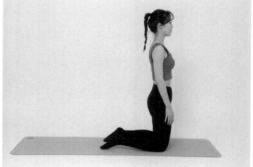

④ 양손을 허리에 댄 후 상체를 일으켜 처음 자세로 돌아온다.

여러 가지로 주의가 필요하지만 꾸준히 하면 생리통은 물론 엉덩이 근육과 괄약근도 강화할 수 있습니다.

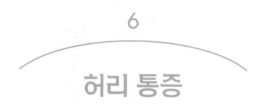

6

허리 통증

허리 통증은 제가 다이어트를 결심한 가장 큰 이유입니다. 뱃살이 많아지면 척추가 지방의 무게를 견디지 못하면서 구부러지게 되는데요. 그러면 허리뼈 사이 신경이 나오는 공간이 좁아집니다. 이로 인해 예민해진 신경은 조금만 움직여도 허리가 아프고, 심하면 다리가 저릴 수도 있어요. 뱃살을 빼는 것과 함께 지압도 병행해 주세요.

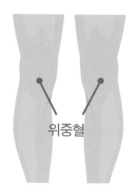

위중혈

위중혈

- 무릎 뒤쪽 오금의 주름에서 중앙 부위입니다. 허리와 등 통증이 있을 때 많이 사용되는 혈자리예요.
- 한 손으로 앞쪽에서 무릎을 감싸 안아 받쳐 주고, 반대편 손의 엄지손가락을 이용하여 조금 센 강도로 10초 정도 5회 이상 반복 지압 해 주세요.

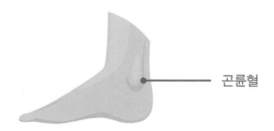

곤륜혈

곤륜혈

- 발목의 바깥쪽 복사뼈와 아킬레스건 사이의 중앙점입니다. 허리나 엉덩이에서 시작해 다리로 뻗치는 듯한 통증인 좌골신경통으로 인해 다리가 저리거나 잘 붓거나 쥐가 날 때 좋습니다.
- 손끝이나 볼펜을 이용하여 조금 센 강도로 5초 정도 3~5회 반복 지압 해 주세요.

허리 강화 스트레칭 1

굽은 어깨와 틀어진 척추를 바로잡는 동작입니다. 기존 요가 동작인 '활 자세'를 변형한 것인데요, 활 자세는 허리가 약한 사람들이나 노약자들은 따라 하기 쉽지 않습니다. 허리가 좋지 않은 사람들에게 유용한 동작인데, 허리가 좋지 않으면 할 수 없다는 큰 단점이 있었지요. 이 스트레칭은 그런 단점을 보완하면서 허리 통증에 최고라고 불리는 곤륜혈을 자극시켜 주는 만큼 꾸준히 따라 하면 큰 도움을 받을 수 있습니다.

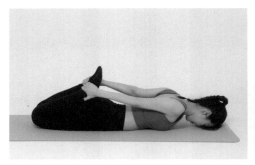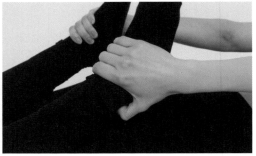

① 매트 위에 엎드려 이마를 바닥에 대고 양 무릎을 뒤로 구부린 후 엄지손가락은 곤륜혈을 누르고, 다른 손가락으로는 발등을 감싼다.

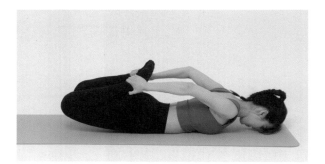

② 허리와 엉덩이에 힘을 주면서 두 다리를 바닥에서 살짝 떼어 낸다는 느낌으로 10도 정도 위로 올려 준다. 동시에 양 무릎은 골반 너비만큼만 벌려 준다.

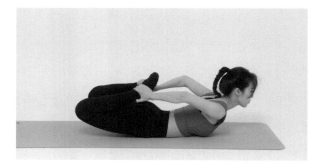

③ 상체도 10도 정도 살짝 위로 올린다. 이 자세를 20초~30초간 유지.

허리 강화 스트레칭 2(애플 힙 + 요실금 예방까지!) - 브릿지 자세 변형 //////////////

허리를 튼튼히 하는 것은 물론 엉덩이 근육까지 단련시켜 주는 스트레칭입니다. 흔히들 브릿지 자세라고 알고 있는데, 조금 변형해서 허리 근육과 엉덩이 근육을 한 번 더 자극할 수 있도록 했기 때문에 짧은 시간에 더 큰 효과를 볼 수 있습니다.

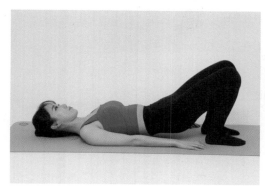
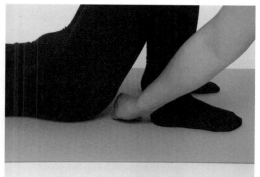

① 매트 위에 누워 손바닥은 바닥을 향하게 놓고, 두 발은 뒤꿈치를 엉덩이에서 주먹 한 개가 들어갈 정도 떨어지도록 무릎을 구부린다. 이때 무릎은 골반 너비만큼 벌려 준다.

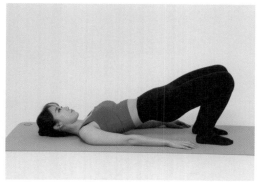
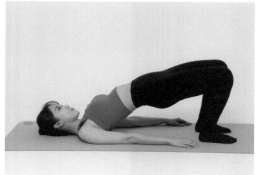

② 엉덩이에 힘을 주면서 엉덩이 - 허리 - 등 - 어깨 순서로 천천히 일으켜 세운다.

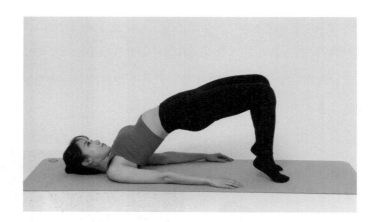

③ 자세를 유지하면서 뒤꿈치를 들어 올린다. 이 자세를 20~40초간 유지.

처음 무릎을 구부려 두 발을 엉덩이 쪽으로 움직일 때, 무리하면 무릎이 시큰거릴 수 있으니 할 수 있는 만큼만 이동해 주세요.

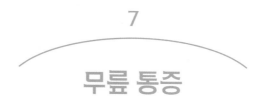

7

무릎 통증

살이 찌면 상체의 무게가 증가하면서 무릎 통증을 유발할 수 있습니다. 실제로 퇴행성 무릎 관절염이 있는 사람들이 8kg만 빼면 통증이 절반 이하로 뚝 떨어지는 것을 어렵지 않게 볼 수 있어요. 배, 옆구리 등 상체에 살이 쪄서 무릎이 아프다? 그럴 땐 이 혈자리입니다.

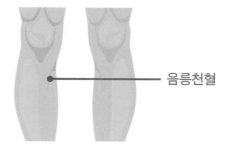

음릉천혈

음릉천혈

• 무릎 아래 주름 내측에서 손가락 두 마디 정도 내려간 곳입니다. 무릎 통증과 하체 부종 그

리고 몸에 한기가 들어 설사를 할 때도 효과를 볼 수 있는 혈자리입니다.

- 엄지손가락을 이용해 약간의 압박감을 느낄 수 있는 강도로 10초 정도 3~5회 반복 지압 해 주세요.

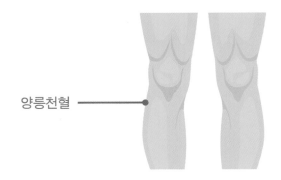

양릉천혈

양릉천혈

- 음릉천이 다리 안쪽에 있는 혈자리라면, 양릉천은 다리 바깥쪽에 있습니다. 무릎 아래 주름 외측에서 손가락 한 마디 정도 아래입니다.
- 약간의 압박감을 느낄 수 있는 강도로 10초 정도 3~5회 반복 지압 해 주세요. 엄지와 중지를 이용하여 음릉천과 양릉천을 동시에 지압하면 더욱 큰 효과를 볼 수 있습니다.

O 자 다리 교정 스트레칭 - 쿠션 넣고 버티기

한의원에 있다 보면 무릎 통증이 있는 노인분을 많이 봅니다. 나이가 들면서 내장 지방, 복부 지방은 늘어나고 다리 근육은 빠지다 보니 무릎에 무리가 올 수밖에 없습니다. 이런 상태가 지속되면 O 자 다리가 될 수 있습니다. 구조적으로 위에서 누르는 부하가 커지고 버티는 다리는 약해지면서 무릎이 휘어지는 거죠. 이 스트레칭은 이런 O 자 다리를 예방하는 데 매우 좋습니다.

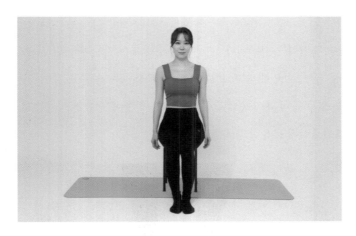

① 의자에 정면을 바라보고 앉는다. 이때 어깨가 안으로 말리지 않도록 주의하고 허리

도 곧게 편다. 자연스럽게 복부에 살짝 힘이 들어가는 것이 느껴진다면 OK!

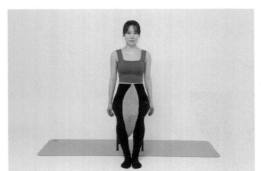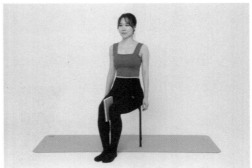

② 쿠션이나 얇은 책을 무릎 사이에 넣고 20초~1분 정도 떨어지지 않도록 버틴다.

반복할수록 근육이 단련되는 만큼 시간을 조금씩 늘리거나 책을 점차 무거운 것으로 바
꾸면 훨씬 효과적입니다.

엄지발가락 체조 //

발목을 자주 접질리는 사람이나 걸음이 빨라 발목이 자주 뻐근한 사람은 물론, O 자 다리 교정, 높은 구두 굽으로 인해 휘어진 다리 라인 교정 등에 두루 도움이 되는 스트레칭입니다. 이 4가지 경우 모두 종아리 안쪽의 근육이 약해진 상황에서 유발될 가능성이 높은데, 이 동작을 반복하면 자연스럽게 근육이 강화됩니다.

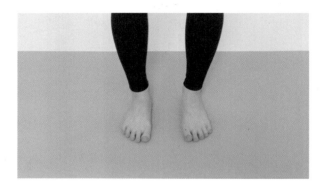

① 두 발을 주먹 한두 개가 들어갈 정도로 벌리고 정면을 바라보며 선다.

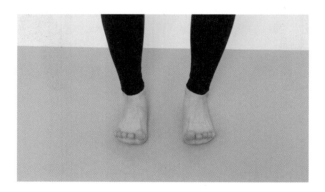

② 발가락 10개 모두 천장을 향해 가볍게 올린다.

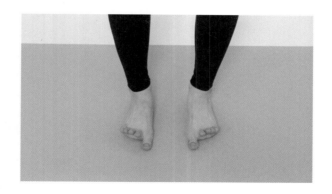

③ 엄지발가락만 바닥에 닿도록 내린다. 이 자세를 1~3분간 유지한다.

이 스트레칭은 종아리 근육이 너무 약하면 중심을 잡고 서 있는 게 힘들 수 있어요. 그럴 경우 한 발씩 번갈아 하거나 한 손으로 벽을 잡아도 괜찮습니다. 매일 두세 번씩 꾸준히 반복해 주세요.

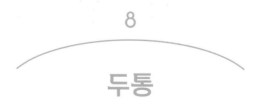

8

두통

꼭 다이어트 중이 아니더라도 언제든 있을 수 있는 증상입니다. 편두통이 오거나 머리가 무겁거나 지끈거릴 때 이용해 보세요.

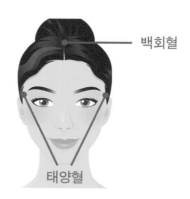

백회혈

태양혈

백회혈

• 머리 정수리에 있는 백회혈은 손가락으로 만졌을 때 약간 움푹 들어간 듯한 느낌이 있는

곳입니다.

- 강한 압박감이 느껴지는 강도로 10초 정도 3~5회 반복 지압 하거나 손가락 끝으로 30회 정도 가볍게 톡톡 두드려 주세요.

태양혈

- 흔히 관자놀이라고 부르는 곳입니다.
- 검지와 중지를 모아서, 약간의 압박감을 느낄 수 있는 강도로 20초 정도 3~5회 반복 지압 해 주세요.

부위별 두통 마사지

두통은 대개 부위별로 통증의 원인이 다릅니다. 지압, 스트레칭과 함께 부위별 맞춤 마사지를 병행한다면 증상을 완화하는 데 훨씬 도움이 됩니다.

- **앞머리 통증** 소화가 안 되거나 배가 차가울 때 동반되는 경우가 많습니다. 앞머리가 아플 땐 복부를 따뜻하게 해 주세요.
- **뒷머리 통증** 목·어깨 결림이 있거나 혈압이 상승했을 때 혹은 갑자기 스트레스를 받아 열이 올랐을 때 생기는 경우가 많습니다. 찜질 등으로 뒷목을 따뜻하게 해서 목 근육의 긴장을 풀어 주세요.
- **편두통** 신경성인 경우가 많아요. 자세가 안 좋거나 생리통으로 오는 경우도 있습니다. 앞에서 설명한 태양혈 자극이 효과적입니다. 그러니 태양혈을 지압하거나 귀 뒤에 볼록 튀어나온 유양돌기에서 쇄골 앞쪽까지 이어진 근육(흉

쇄유돌근)을 따뜻하게 찜질하는 것도 도움이 됩니다.

찜질은 핫팩을 이용하거나 수건을 물에 적셔 전자레인지에 30초 정도 데워(너무 뜨겁지 않게 기분 좋을 만큼) 20분 가량 마사지해 주세요.

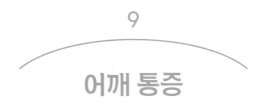

9

어깨 통증

살이 찌면서 몸이 늘 무겁고, 특히 위에서 누가 짓누르는 것처럼 어깨가 무거운 사람들이 있죠. 그런 사람들이 꼭 알아 두어야 하는 혈자리가 있습니다. 그뿐만 아니라 하루 종일 앉아서 일하는 사무직 직장인들이나 수험생들에게도 좋습니다. 통증이 있을 때는 물론, 일하거나 공부하는 중간중간에 아래 혈자리를 수시로 지압해 주세요.

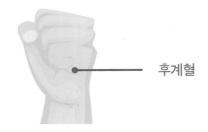

후계혈

후계혈

• 주먹을 쥐었을 때 손금이 끝나는 지점입니다.

- 엄지손가락 끝이나 볼펜을 이용하여 강한 압박감이 느껴지는 강도로 10초 정도 5회 반복 지압해 주세요.

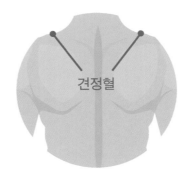

견정혈

견정혈

- 견정혈은 먼저 목을 앞으로 숙인 자세에서, 목 뒤에 가장 튀어나온 뼈인 경추 7번을 찾아 주세요. 그리고 어깨뼈를 찾아 주세요. 경추 7번과 어깨뼈의 중간 지점이 바로 견정혈입니다.
- 아픈 어깨의 반대쪽 손을 이용해서, 검지나 중지를 이용해 조금 센 강도로 10초 정도 5회 반복 지압해 주세요.

어깨 시계추 스트레칭 //

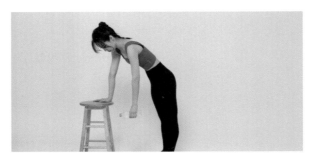

① 허리를 굽힌 상태에서 오른쪽 팔을 의자나 책상 위에 지지한다.

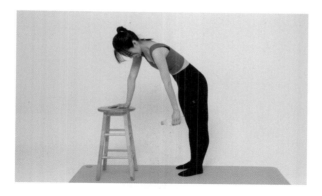

② 왼팔로는 가벼운 물통을 들고 시계 방향으로 원을 그린다.

③ 15회 반복하고, 끝나면 팔을 바꿔 같은 방법으로 반복.

어깨 관절 운동 //

① 의자에 앉아 등과 허리를 곧게 펴고, 편안하게 호흡한다.

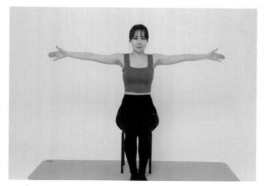 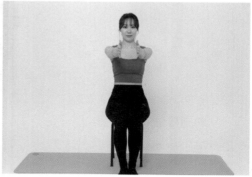

② 양팔을 좌우로 뻗은 뒤 손바닥이 서로 닿지 않을 정도로 양팔을 가슴 앞으로 모은다.

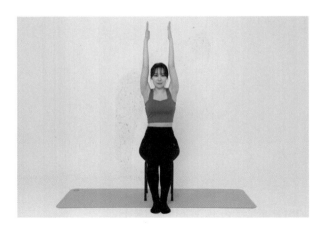

③ 다시 바른 자세로 가다듬고, 양손을 머리 위로 모은다.

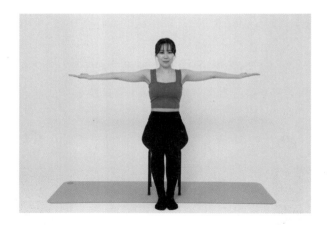

④ 어깨 높이까지 벌린다.

⑤ 10회 반복한다.

10

체온 상승

다이어트와 면역력을 기르는 데 체온 상승은 그야말로 필수입니다. 체온이 정상일 때는 혈액순환과 신진대사가 원활하고, 노폐물과 독소 배출도 활발히 일어납니다. 그래서 지방도 잘 축적되지 않지요. 하지만 체온이 떨어지면 혈류 속도가 느려지면서 신진대사 저하가 일어납니다. 저하된 대사 기능은 노폐물과 독소를 배출하지 못하고 결국 지방 축적을 일으킵니다. 그런 만큼 꼭 다이어트 중이 아니더라도, 체온 상승을 도와주는 다음 혈자리들을 수시로 지압해 주세요.

합곡혈

• 어딘가 조금 익숙한 혈자리지요? 앞에서 체했을 때 도움이 되는 혈자리로 소개했습니다. 합곡은 인체의 기 순환을 돕는 가장 좋은 혈자리입니다. 체했을 때뿐만 아니라 체온을 올리는

데도 큰 도움이 됩니다.

• 조금 센 강도로 30초 정도 5회 반복 지압 해 주세요.

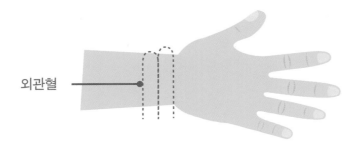

외관혈

외관혈

• 외관혈은 손등쪽 손목 주름 중앙에서 손가락 두마디 정도 위에 위치한 곳입니다.

• 엄지나 볼펜을 이용하여 약간의 압박감을 느낄 수 있는 강도로 10초 정도 3~5회 반복 지압

해 주세요.

외관혈 자극 스트레칭

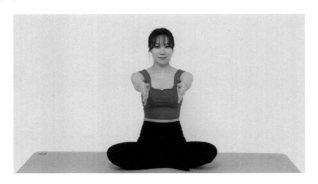

① 두 팔을 가슴 앞으로 곧게 뻗는다. 이때 손바닥은 서로 마주 보게 한다.

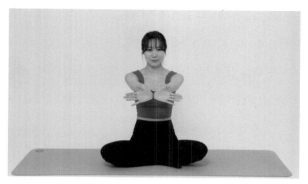

② 손목을 바깥 방향으로 꺾어 안쪽 손목이 닿을 정도로 양팔을 모아 준다.

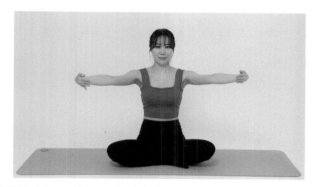

③ 두 팔의 각도가 90도 정도가 될 때까지 벌리고 손목을 안쪽 방향으로 꺾는다.

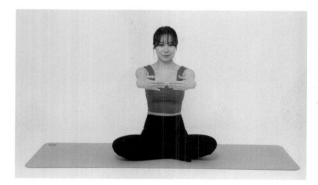

④ 손끝이 닿을 정도로 양팔을 모은다.

⑤ 20~30회 반복한다.

이 동작은 팔꿈치가 구부러지지 않게 곧게 펴야 외관혈이 더욱 자극받을 수 있습니다. 동작을 할 때 겨드랑이까지 뻐근한 게 느껴지나요? 그렇다면 바른 자세로 잘하고 있는 것입니다. 참고로 겨드랑이에는 우리 몸에 들어오는 유해 물질들을 막아 주는 림프절이 있는데요. 이렇게 자극을 주면 노폐물을 배출해 면역력을 높이는 효과까지 볼 수 있습니다.

모세혈관 운동 //

이 스트레칭은 기상 직후와 잠들기 전에 하는 것이 좋습니다. 하루를 시작하기 전에 손끝, 발끝 혈액순환을 도와 전신 체온을 살짝 올려 주면 오전에 느끼는 피로함을 줄여 줍니다. 하루를 마치고 자기 전에는 그날 팔다리에 생긴 정체된 수분과 혈액을 순환시켜 노폐물을 배출해 주기 때문입니다.

① 매트나 침대 위에 눕는다.

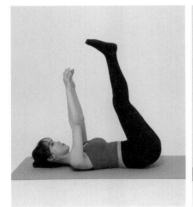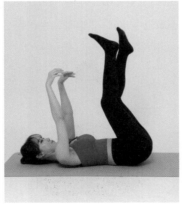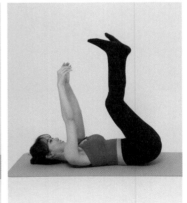

② 팔다리를 천장을 향해 올린 후 20~30초 정도 탈탈탈 세게 털어 준다.

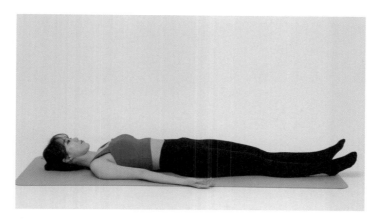

③ 손발을 바닥에 내려놓고 숨을 고르면서 편안히 호흡한다. 2~3번 반복.

체온이 1도 떨어지면 면역력이 30%나 감소한다고 합니다. 반대로 정상 체온을 유지하거나 조금 올려 주면 면역력이 높아지겠지요. 이 운동은 전신 체온을 살짝 올려 주므로 아침저녁으로 하면 면역력을 키우는 데 효과적이라고 할 수 있습니다. 덧붙여 앞에서 소화가 안 될 때 효과적인 혈자리로 설명한 합곡혈 자극 스트레칭도 체온을 올리는 데 도움을 줍니다.

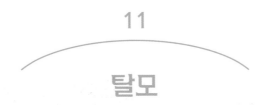

11

탈모

탈모는 산후나 스트레스 상황 등에서도 생기지만, 다이어트를 너무 심하게 하는 경우에도 발생할 수 있습니다. 부족한 영양 공급으로 인해 모발을 잡아 주는 힘이 약해지면서 발생하는데요. 예전보다 머리숱이 줄어든 것 같다거나 머리카락이 얇아진 것 같다면 아래 혈자리를 지압해 주세요.

두유혈

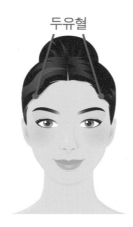

두유혈

- 이마 양 끝 모서리에 위치한 두유혈은 헤어라인 위에 있어요.
- 엄지와 검지를 이용하여 강한 압박감이 느껴지는 강도로 10초 정도 3~5회 눌러 주거나 중지 끝으로 톡톡 30회 정도 3세트 가볍게 두드려 주세요.

이외에 두통 편에 나왔던 백회혈은 탈모에도 효과적입니다.

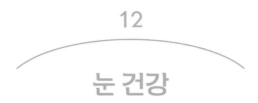

12

눈 건강

다이어트를 하면서, 눈이 건조해진 것 같다고 호소하는 사람들이 종종 있습니다. 이를 예방하려면 하루에 물 1.5~2L는 꼭 섭취하는 것이 좋습니다. 눈이 쉽게 건조해진다거나, 침침해졌다거나, 바람을 조금만 쐬면 눈물이 주르륵 흐르는 증상은 다이어트 중이 아니더라도, 일상생활에서 흔히 발생할 수 있으니 다음 혈자리들을 기억해 주세요.

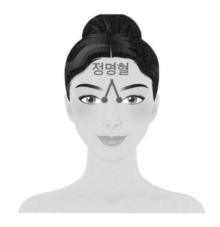

정명혈

- 양쪽 눈의 안쪽과 콧날 사이 오목한 곳입니다.
- 검지를 이용하여 가볍게 5~10초 정도 눌러 줍니다. 코 막힘 및 눈 붓기에도 도움이 됩니다. 눈 주위는 절대 센 강도로 하면 안 됩니다. 아주 가볍게 지압해 주세요. 눈이 피로할 때마다 수시로 해 주면 좋습니다.

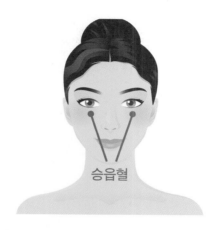

승읍혈

- 눈꺼풀 아래쪽 가운데입니다. 정면을 응시했을 때 눈동자 바로 아래로 쭉 내려오는 선에서, 광대뼈가 시작되는 바로 위 살짝 오목한 곳을 찾으면 됩니다. 엄지나 검지로 5초 정도, 3~5회 지압해 주세요.

두 혈자리를 지압하면, 눈물샘이 자극되어 눈물이 나오도록 도울 수 있습니다. 승읍혈도 반드시 너무 세지 않게, 가볍게 눌러 주세요.

정명, 승읍 자극 눈 스트레칭 //

이 스트레칭은 눈 주위의 근육을 풀어 주고 혈액순환을 도와 눈 피로를 해소해 줍니다.
눈 스트레칭을 하기 전에는 꼭 손을 깨끗이 씻어 주세요.

① 검지나 중지로 눈 주위를 동그랗게 원을 그린다.

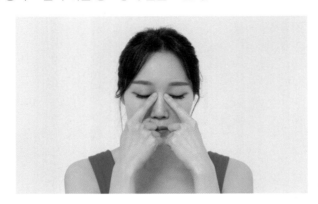

② 원의 안쪽은 정명을 지나도록 한다.

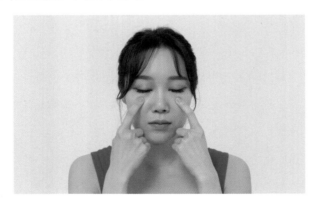

③ 아래쪽은 승읍을 지나도록 한다. 안와(눈구멍)를 따라 살짝 압박을 주며 5~10회 반복.

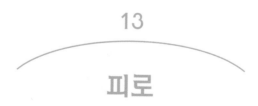

13

피로

살이 찌면서 유독 피로해졌다는 분들이 있습니다. 뱃살로 몸이 무거워진 탓일 수도 있고, 장내 유해균이 많아지면서 면역력이 떨어진 탓일 수도 있고, 몸의 독소가 배출이 안 되어 여기저기 몸에 염증 반응이 나타나면서 피로가 쌓인 탓일 수도 있습니다. 이런 다양한 원인으로 생긴 피로를 푸는 데 도움이 되는 혈자리입니다.

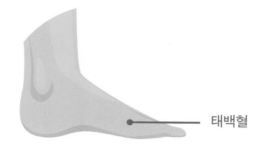

태백혈

태백혈

• 엄지발가락 옆 가장 튀어나온 관절 바로 뒤의 오목하게 들어간 곳입니다.

- 이곳을 엄지나 검지 혹은 볼펜을 이용하여 조금 센 강도로 10초 정도 5~10회 반복 지압 해 주세요. 발 부종, 소화불량, 간 해독에도 도움이 됩니다.

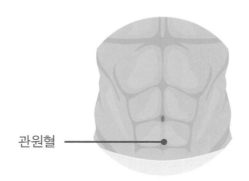

관원혈 ━━━━━━━━

관원혈

- 배꼽에서 손가락 세 마디 정도 아래에 위치한 관원혈은 만성적인 피로에 특히 좋습니다.
- 손가락을 이용하여 약간의 압박감을 느낄 수 있는 강도로 5초 정도 3~5회 반복 지압 해 주세요. 혹은 손바닥 전체를 이용하여 관원혈 주위를 천천히 원을 그리며 마사지해도 좋습니다. 귀찮다면 그냥 배꼽 아래에 큰 핫팩을 하나 올려놓는 것만으로도 피로해소에 도움을 받을 수 있어요.

관원혈 자극 스트레칭 ///

이 스트레칭은 만성피로 외에도 변비 예방에도 좋고, 매끈한 허리 라인을 만드는 데도 도움을 줍니다.

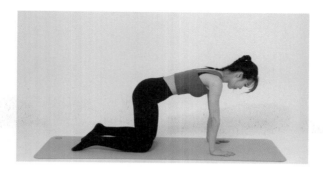

① 기어가는 자세에서 두 손과 무릎을 어깨 너비만큼 벌린다.

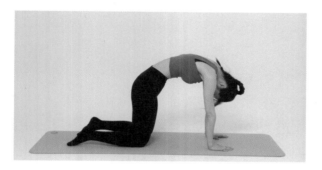

② 숨을 들이쉴 때는 머리를 숙이고, 복부에 힘을 주면서 등과 허리를 둥글게 만든다.

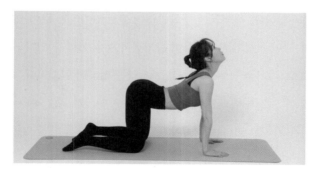

③ 숨을 내쉴 때는 머리를 천장을 보도록 올리고, 등과 허리는 움푹하게 바닥 쪽으로

내린다. 3~5회 반복.

③ 천장을 보고 눕는다.

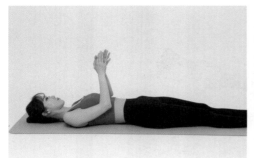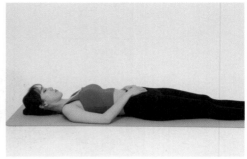

⑤ 마지막으로 양손을 비벼서 열을 낸 다음, 관원혈 위에 가볍게 올린다.

이외에도 피로에 도움되는 방법들

엄지손가락으로 태백혈에서 발뒤꿈치까지 누르면서 마사지하는 것도 피로를 푸는 데 좋습니다. 이 부위에 있는 근육을 무지외전근이라고 하는데요, 많이 걷거나 서 있거나 안 하던 운동을 갑자기 할 때 이 근육에 피로가 쌓이면서 뭉치는 경우가 많아요. 무지외전근 사이로 안쪽 발바닥 신경이 지나가기 때문에 발바닥 통증을 풀어 주는 데도 효과적입니다.

또 하나는 족욕입니다. 한의학에 두한족열(頭寒足熱)이라는 말이 있어요. 머리는 시원하게, 발은 따뜻하게 하면 전신의 혈액순환이 잘되면서 병을 고칠 수 있다는 뜻입니다. 보통 따뜻한 열기는 위로 뜨고, 차가운 공기는 아래로 가라앉는 성질이 있습니다. 그런데 생명체가 살아 있다는 것은 따뜻한 열기가 아래로 내려오고, 차가운 한기가 위로 올라가면서 순환이 일어나도록 하는 에너지를 가지고 있다는 의미이기도 합니다. 따라서 아래 있는 발을 따뜻하게 해 주면, 발쪽에 정체된 혈액이 위로 올라가기 때문에 전신 혈액순환을 원활하게 해 피로를 푸는 데 효과적입니다.

족욕은 잠들기 전에 20분 정도 따뜻한 물에 발을 담그는 것으로 충분합니다. 족욕을 하면서 무지외전근 마사지까지 병행해 주면 더욱 좋겠죠?

14

간 해독

다이어트 문제로 병원에 내원했을 때 이런 말을 하는 분들이 종종 있습니다.

"전 많이 안 먹어요. 다만 술을 마실 뿐…. 제 뱃살은 다 술 때문에 생긴 겁니다."

이런 분들은 본인이 제일 잘 알고 있습니다. 실제로 술은 다이어트에 전혀 도움이 되지 않습니다. 술은 체지방의 분해를 막고, 우리 몸은 술의 열량을 먼저 분해하기 때문에 술 마시면서 함께 먹은 안주는 고스란히 살로 갈 확률이 높아집니다.

게다가 간 건강에도 좋지 않은 영향을 미치죠. 그런 만큼 다이어트를 결심했다면 술을 꼭 멀리하기 바랍니다. 술보다는 차라리 치킨이나 족발이 낫습니다. 만약 그래도 술을 꼭 마셔야만 한다면 간의 독을 풀어 주는 지압을 자주자주 해 주세요.

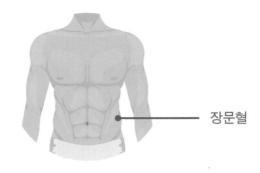

장문혈

장문혈

- 팔꿈치를 90도로 구부린 다음 옆구리에 붙였을 때 팔꿈치 끝이 닿는 부위입니다.
- 반대편 손의 검지나 중지를 이용해서 약간의 압박감을 느낄 수 있는 강도로 5초 정도 10회
  반복 지압 해 주세요. 장문혈은 간 해독뿐만 아니라 옆구리 살을 빼는 데도 도움이 됩니다.

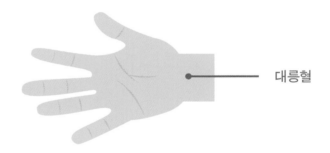

대릉혈

대릉혈

- 손바닥 쪽 손목 주름의 중앙에 위치한 대릉혈은 간의 활력을 더해 주는 혈자리입니다.
- 엄지나 검지를 이용해 약간의 압박감을 느낄 수 있는 강도로 10초간 3~5회 반복 지압 해 주
  세요. 대릉혈은 간의 피로를 풀어 주기도 하지만 손목 통증, 손 저림, 팔꿈치 통증, 두통 등이
  있을 때도 활용 가능합니다.

장문혈 자극 스트레칭

이 스트레칭은 간의 기능을 살려 몸의 해독 작용을 돕습니다.

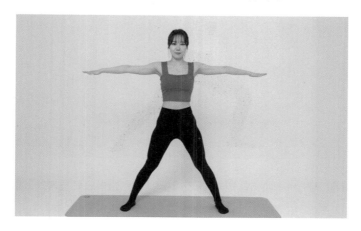

① 다리를 어깨 너비 두 배 이상으로 벌리고, 두 팔을 평행하게 옆으로 쭉 뻗는다.

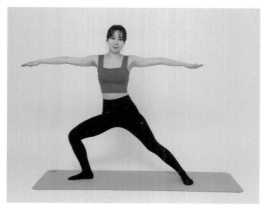 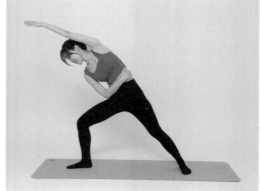

② 오른쪽 무릎을 구부린다.

③ 상체를 오른쪽으로 기울이면서 왼손은 사선으로 뻗고, 오른손으로 왼쪽 옆구리에

　위치한 장문혈을 감싼다. 이 자세를 10초간 유지.

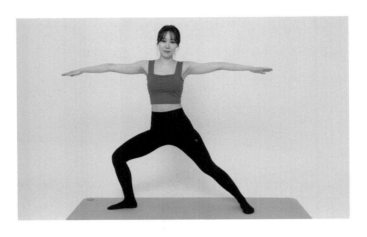

④ 상체를 일으켜 세운다. 3회 반복 후 반대쪽도 같은 방법으로 반복.

동작을 할 때 엉덩이가 뒤로 빠지지 않도록 골반을 살짝 앞쪽으로 내밀어 주세요. 엉덩이 근육을 단련시키는 효과까지 볼 수 있습니다. 무릎을 구부릴 때는 무릎이 발끝을 넘지 않도록 주의해야 합니다.

대릉혈 자극 스트레칭

앉아서도 간단히 몸의 독소를 뺄 수 있는 동작입니다. 대릉혈은 마음을 주관하는 경락의 혈자리라서 업무 중에 스트레스가 쌓이거나 손목이 뻐근하거나 손가락 관절이 뻣뻣할 때도 효과적입니다. 집안일을 많이 한 후 손가락이 뻣뻣할 때도 활용하면 좋습니다.

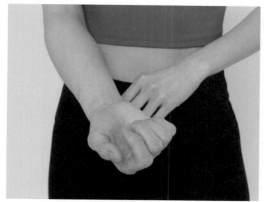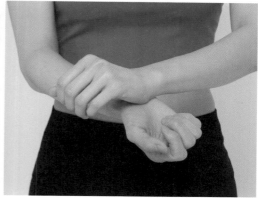

① 양 손목의 안쪽 주름을 교차하여 맞댄다.

② 손목끼리 가볍게 30초간 톡톡 쳐 준다.

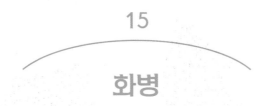

15

화병

금식 반응이라는 것이 있습니다. 많이 먹지 않는데도, 또 운동을 하는데도 살이 안 빠지는 상태를 말하는데요. 지방이나 해외 출장이 잦은 사람 또는 3교대를 하는 직업군에서 많이 나타납니다. 생활 패턴이 일정하지 않아 몸이 항상 긴장 상태를 유지하기 때문입니다. 금식 반응이 나타나는 경우가 또 있습니다. 바로 화병 환자들인데요, 분명 생활 패턴도 일정하고 식단도 철저하게 잘 지키는데도 이상하게 살이 빠지지 않습니다. 면밀하게 하나하나 따져 물어보면 가슴에 쌓아 둔 응어리가 그렇게 많아요. 그냥 참고 있는 거죠.

병원에 내원한 환자분 중에, 본인은 마인드 컨트롤을 잘하는 편이어서 화병이 없다고 하는 분들도 있습니다. 하지만 몸은 솔직하게 알려 줍니다. 전중혈을 눌러 보면 바로 알 수 있습니다. 화병이 있다면 조금만 압박을 줘도 악! 하면서 비명을 지릅니다. 전중혈은 화병의 진단혈이면서 동시에 치료혈이니, 열심히 관리하는데도 이상하게 살이 빠지지 않는다면 일단 전중혈을 눌러 보세요. 만약 아프다면, 자주 지압해주세요.

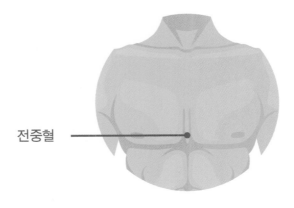

전중혈

전중혈

- 양 유두 사이 중앙의 움푹 들어간 곳입니다. 전중혈은 조금만 압박을 가해도 통증이 심할 수 있어요.
- 눌러서 자극을 주기보다 손가락을 모아 톡톡톡 가볍게 두드리는 것을 30회씩 3번 반복합니다. TV를 보거나 친구들과 수다를 떠는 등의 일상생활에서 틈틈이 가볍게 자극해도 좋습니다.

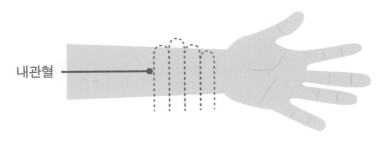

내관혈

내관혈

- 손목 안쪽 주름 중앙에서 손가락 서너 마디 정도 위입니다.
- 엄지손가락으로 5초 정도 10회 반복 지압 해 주세요. 너무 세게 지압하면 손가락이 저릴 수 있습니다. 가볍게 기분 좋을 정도의 압박감이면 충분합니다.

전중혈 압통 풀기 스트레칭 //

화병이 생기면 전중혈에 압통이 생기는 경우가 많습니다. 이 스트레칭은 전중혈의 압통을 풀어 주는 동작입니다. 이 스트레칭을 할 때는 특히 호흡이 중요한데요. 코로 깊게 들이마시고, 입으로 천천히 내쉬어 주세요. 숨을 깊게 내쉴 때 부교감신경이 활성화되면서 스트레스로 한껏 예민해진 몸과 마음을 풀어 주는 효과가 있습니다.

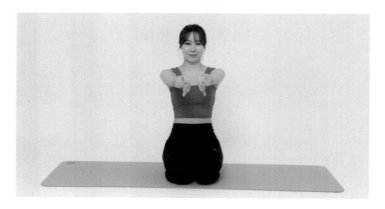

① 무릎을 꿇고 앉아 손바닥이 밖을 향하게 팔을 쭉 편 후 손목 부분이 마주 보도록 손을 모은다.

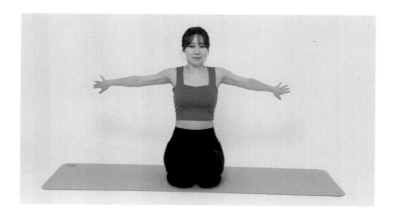

② 숨을 들이마시면서 팔을 좌우로 넓게 벌리고 가슴을 앞으로 살짝 내민다.

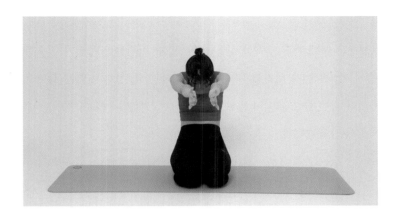

③ 숨을 내쉬면서 팔을 원래 자리로 돌아오면서 복부에 힘을 주고 등을 동그랗게 살짝 말아 준다. 3~5회 반복. 혹시 무릎이 좋지 않은 사람이라면 수건 2~3개를 반 접어서 무릎 아래에 놓아도 괜찮다.

전중혈 자극 스트레칭 //

이 스트레칭은 어깨 관절이 약하거나 통증이 있는 사람들은 주의가 필요합니다. 동작을 하다 보면 가슴과 겨드랑이가 시원해지는 게 느껴질 텐데요, 잘하고 있는 겁니다. 스트레스로 가슴이 답답하거나 깊이 숨을 들이마실 때 옆구리가 뻐근하거나 목 어깨가 항상 무겁고 잘 뭉치는 사람들에게 특히 좋습니다

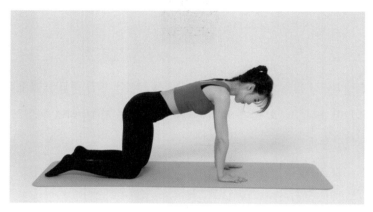

① 매트 위에 기어가는 자세로 두 팔과 무릎을 어깨 너비만큼 벌린다.

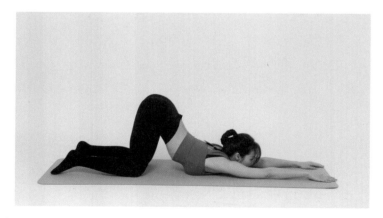

② 하체를 고정한 상태로 턱과 전중혈이 바닥에 닿도록 하면서 양팔을 앞쪽으로 쭉 뻗는다. 자세를 30초간 유지.

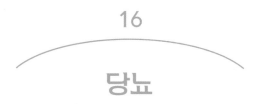

당뇨

앞에서 비만 기전을 설명하면서 당뇨를 마치 소양인의 병처럼 얘기했지만, 사실 당뇨는 어떤 체질이든 걸릴 수 있습니다. 다만 소양인이 걸릴 확률이 좀 더 높을 뿐이죠. 비만, 당뇨, 고혈압, 고지혈증 등의 질병들은 대사증후군에 속하는데 이렇게 여러 질병을 묶어 증후군이라고 하는 건, 만약 이 증상 중 하나 이상을 가지고 있다면 다른 질병도 걸릴 가능성이 크다는 것을 의미합니다. 예를 들어 내가 비만이고 고혈압이 있다면 당뇨가 올 확률이 높다는 것이죠. 당뇨의 예방에 도움이 되는 혈자리를 수시로 지압해 주세요.

노궁혈 박수

앞서 식욕억제에 도움이 된다고 소개했던 노궁혈 박수는 당뇨 환자에게도 유용합니다. 당뇨에는 혈당 조절이 무엇보다 중요한데요. 노궁혈을 자극하면 혈당이 급격히 오르내리는 것을 막는 데 도움을 주기 때문입니다.

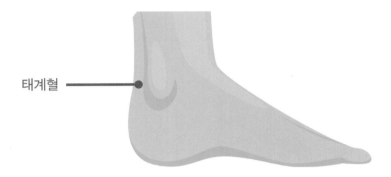

태계혈

- 발목 안쪽의 복사뼈와 아킬레스건 사이 중간 지점의 오목한 곳입니다.
- 강한 압박감이 느껴지는 강도로 10초간 3~5회 반복 지압 합니다. 이 혈자리는 당뇨 예방뿐 아니라 아니라 하체의 혈액순환을 도와 당뇨로 인해 생기는 발 저림, 하체 부종 등의 증상을 완화시킵니다.

당뇨에 좋은 스트레칭 //

당뇨란 결국 체내 혈당이 높아져, 혈액이 끈적해지면서 혈액순환 장애가 생기고, 혈관 벽에 염증이 생기기 쉬운 상태라고 할 수 있습니다. 이 때문에 고혈압, 고지혈증 등 각종 혈관 질환을 유발할 수 있는 것이고요. 이번에 소개하는 발끝치기 운동은 새로운 혈액을 발끝까지 보내서 기존의 정체되어 있는 혈액을 심장까지 올려 보냅니다. 그만큼 전신 혈액순환 촉진에 도움이 된다고 할 수 있습니다.

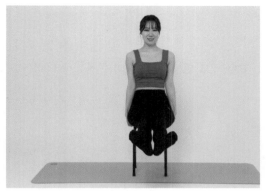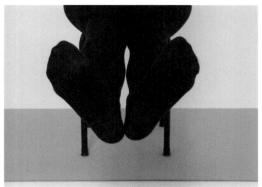

① 의자에 앉은 상태에서 손잡이나 의자 바닥을 잡아 몸을 고정하고 발을 앞으로 쭉 내민다.

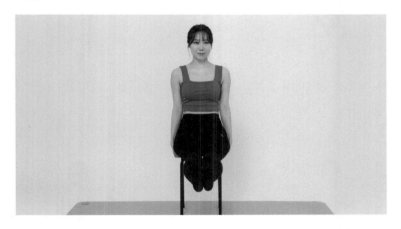

② 두 발의 뒤꿈치를 서로 붙인 채 발을 벌렸다가 모으며 툭툭 친다. 20~30회씩 3회 반복(의자에 앉아서 해도 좋고, 바닥에 앉거나 누운 상태에서 해도 괜찮습니다).

이 스트레칭은 하체의 정체되어 있는 수분과 혈액을 심장 쪽으로 올려 주고, 새로운 혈액이 발끝까지 오게 도와줍니다. 당뇨에는 말할 것도 없고, 하체가 자주 붓거나 다리에 자주 쥐가 나는 사람들에게도 유용합니다.

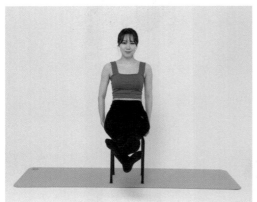
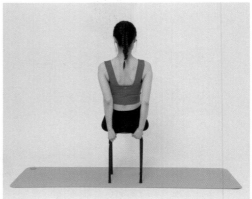

① 의자에 앉은 상태에서 손잡이나 의자 바닥을 잡아 상체를 고정하고 양 발목을 교차시킨다.

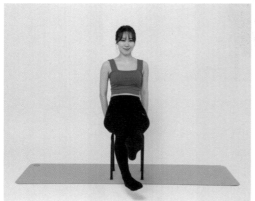
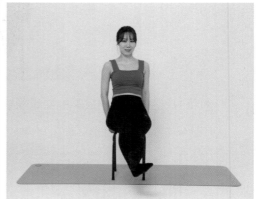

② 아래에 있는 발의 발등으로 위에 있는 발의 아킬레스건을 20초간 가볍게 톡톡 두드린다. 발을 바꿔 반복.

당뇨는 혈액에 포도당이 많이 떠다니는 질환이라고도 할 수 있습니다. 우리 몸의 근육이 포도당을 가져다 쓰기 때문에 당뇨에는 근육을 키우는 것이 무엇보다 중요합니다. 이 스트레칭은 태계혈을 자극하는 동시에 하체의 혈액순환을 원활히 할 뿐 아니라 종아리의 가자미근, 비복근 등의 근육을 키우는 데도 도움이 되는 그야말로 당뇨 맞춤형이라고 할 수 있습니다. 종아리가 굵어지는 게 염려되는 분들은 운동 후에 콜라병 등으로 종아리를 마사지해 주세요.

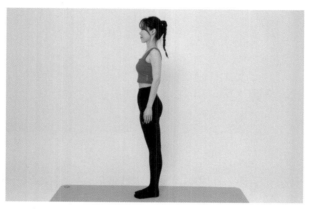

① 정면으로 선 자세에서 발을 모은다.

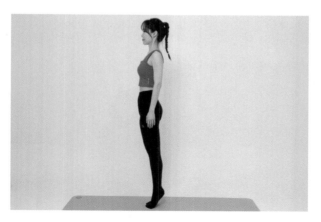

② 배에 살짝 힘을 주고, 발뒤꿈치를 올렸다가 내린다. 20회씩 2~3세트 반복.

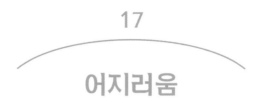

17

어지러움

다이어트를 극심하게 하다 보면 어지럼증이 발생할 수도 있습니다. 특히 환절기에는 급격한 날씨 변화에 대응하기 위해 신체가 체온을 조절하는데, 이때 에너지를 많이 소모하기 때문에 어지럼증이 더 자주 나타납니다. 이런 경우엔 풍지혈과 태충혈이 도움이 되니 기억해 두셨다가 종종 지압해 주세요. 다만 단순한 어지럼증이 아니고, 정말 하늘이 빙글빙글 돈다면 이석증일 수도 있으니 빨리 병원에 내원해야 합니다.

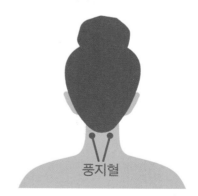

풍지혈

풍지혈

- 목 뒤의 중앙에서 헤어라인이 끝나는 지점 양쪽으로 1.5cm 정도 떨어져 있는 오목한 곳에 '풍지혈'이 있습니다.

- 양 엄지나 검지를 이용하여 강한 압박감이 느껴지는 강도로 10초 이상 3~5회 반복 지압 해 주세요.

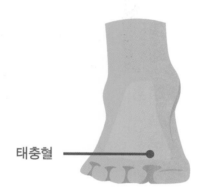

태충혈

태충혈

- 발등에 위치한 태충혈은 엄지발가락과 둘째 발가락 사이 움푹 들어간 곳입니다.

- 엄지손가락 혹은 볼펜을 이용하여 조금 센 강도로 10초 정도 3~5회 반복 지압 해 주세요.

어지럼증 완화 스트레칭 1 ///

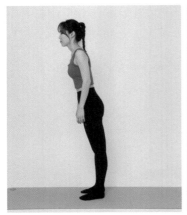 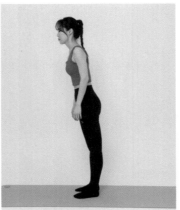 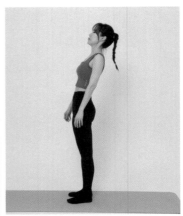

발을 어깨 너비만큼 벌리고, 허리를 굽히지 않은 채 몸을 앞뒤로 흔든다. 이때 눈을
감을 수 있으면 눈을 감는다.

어지럼증 완화 스트레칭 2 ///

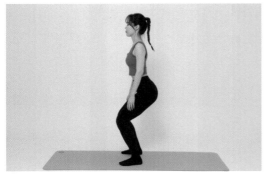 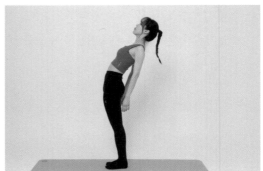

양발을 붙인 상태에서 엉덩이를 뒤로 뺐다가 앞으로 내민다. 이때 머리는 숙이지
않고 정면을 본다.

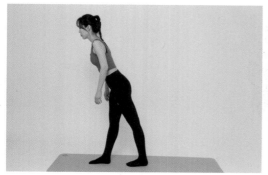 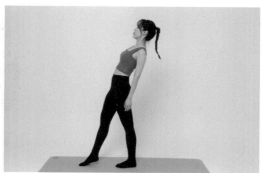

발을 한 걸음 내딛은 만큼 앞뒤로 벌린 상태에서 상체를 앞뒤로 움직인다.

이 3개의 스트레칭은 '몸의 균형을 잡는 운동'이라고 생각하면 됩니다. 호주 사우스오스트레일리아 대학교의 맥도넬 교수 팀은 어지럼증 환자를 대상으로 3개월 이상 몸의 균형을 잡는 운동을 시켰더니 증상이 훨씬 완화됐고, 어지럼증으로 생기는 휘청거림도 줄었다고 발표했습니다. 이것은 균형을 잘 잡아 몸이 덜 휘청이면, 시야가 흔들리면서 생기는 어지러움 역시 줄어들기 때문입니다. 하나로 연결되는 동작이 아니니 어지럼증이 있다면 각각의 동작을 할 수 있는 만큼 꾸준히 해 주세요.

태충혈 자극 스트레칭 //

어지럼증에 효과적인 태충혈을 자극하면서, 동시에 발가락 근육을 강화해 몸의 균형을 잡아 주는 스트레칭입니다.

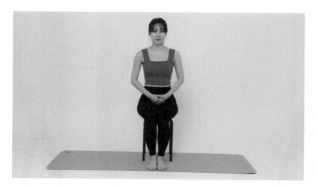

① 의자에 앉아 두 발을 바닥에 붙인다.

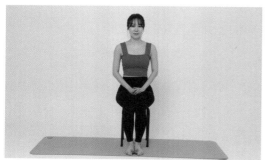 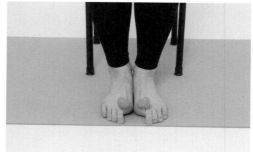

② 엄지발가락만 위로 올려 1~2초간 유지한다.

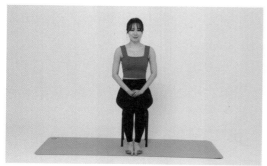 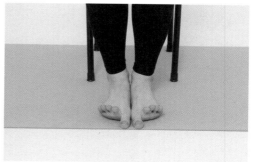

③ 엄지발가락은 바닥에 붙이고, 나머지 발가락을 위로 올려 1~2초간 유지한다.

10~20회 반복.

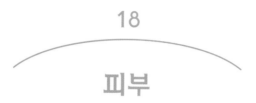

18

피부

환한 얼굴에 주름 없는 피부를 가지는 것은 예나 지금이나, 20대나 50대나, 남성이나 여성이나 상관없이 모든 사람의 로망이 아닐까 싶은데요. 돈 쓰지 않고도 환하고 주름 없는 피부를 가지는 데 도움이 되는 방법이 있습니다. 바로 미백 혈자리, 주름 혈자리를 꾸준히 지압하는 것입니다.

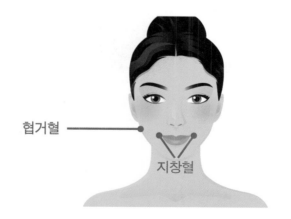

협거혈

지창혈

지창혈

입꼬리 바로 옆.

협거혈

- 턱 모서리에서 대각선 방향으로 1cm 정도 위의 혈자리. 어금니를 꽉 깨물었을 때 튀어나오는 곳.
- 위 두 혈자리를 검지와 중지를 이용해 약간의 압박감을 느낄 수 있는 강도로 10초 정도 3~5회 반복 지압 해 주세요.

피부 탄력 체조

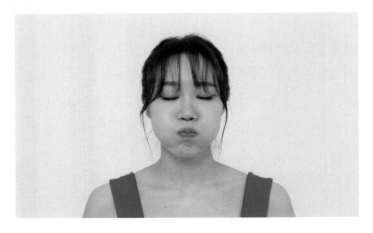

① 숨을 들이마시며 양 볼을 부풀린다.

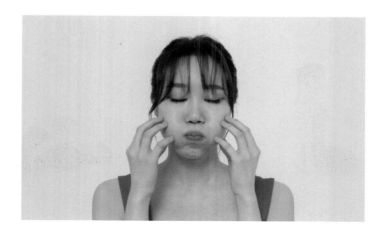

② 부풀린 볼 위를 손가락으로 10초간 톡톡 두드린다.

③ 천천히 숨을 내쉬며 입안의 공기를 뱉는다.

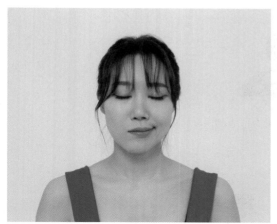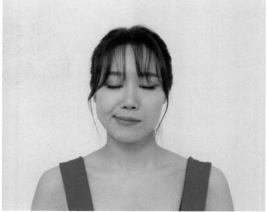

④ 입술을 오른쪽에서 왼쪽으로, 또 왼쪽에서 오른쪽으로 왔다 갔다 하는 것을 10회 반복.

V 라인 리프팅 스트레칭(토끼 자세) //

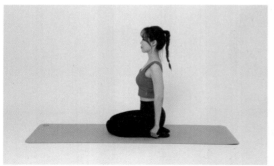 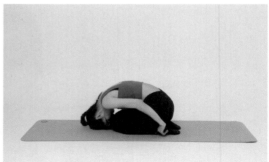

① 무릎을 꿇고 앉아 양손으로 발뒤꿈치를 잡는다.

② 몸을 앞으로 구부려 이마를 최대한 무릎 가까이에 댄다.

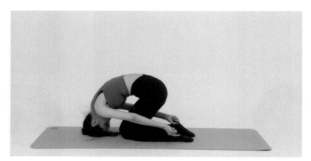

③ 호흡하면서 머리 정수리가 바닥에 닿도록 엉덩이를 들어 올린다. 이 자세를

　　20~30초간 유지.

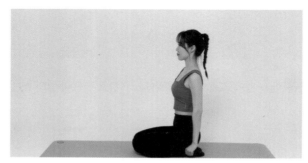

④ 다시 엉덩이를 내리고 상체를 천천히 일으켜 세운다.

피부에 효과적인
팩 레시피

기미

참기름 1~2T + 꿀 2T

율피가루를 넣어 팩을 할 수 있을 정도로 점도를 맞춘다.

미지근한 물로 세안한 후에 얼굴에 골고루 바른다.

15분 정도 후 깨끗이 세안해 준다.

『동의보감』에서는 흰 참깨로 만든 기름을 '백유마유'라고 합니다. 참기름을 말하는 것이죠. 성질이 차고, 독이 없고, 열을 내려 준다고 기록되어 있습니다. 또한 피부가 헌 것을 치료해 주고, 새살이 돋아나게 하고, 피부가 곱고 터진 것을 아물게 한다고 합니다. 실제로 화상 연고에 참기름이 들어가 있는 것도 이런 효능 때문인데요. 이외에도 참기름에는 리놀레산, 올레산 등 불포화지방산이 함유되어 건강과 피부 미용에 뛰어납니다.

율피는 밤 속껍질을 말하는데요. 꿀에 개어 바르면 늙은이의 얼굴에 생긴 주름살이 펴진다고 『동의보감』에 기록되어 있습니다. 율피가루는 온라인에서 쉽게 구매할 수 있으니 참고하기 바랍니다.

꿀은 한의학에서 백밀이라고 합니다. 단백질, 미네랄, 비타민 등이 풍부해서, 피부에 영양을 공급해 튼튼하게 합니다.

얼굴 환해지는 팩

감자 1개, 오이 1개를 씻어 껍질을 제거한 후 적당한 크기로 잘라 믹서기에 간다.

팩을 할 수 있을 정도로 율피가루를 활용해 점도를 맞춘다.

미지근한 물로 세안한 후에 얼굴에 골고루 바른다.

15분 정도 후 깨끗이 세안해 준다.

감자는 여름철 피부가 햇빛에 노출되어 자극을 받거나 탔을 때 진정시키는 역할을 합니다. 감자의 비타민C가 미백 효과에 뛰어나서 햇빛에 그을린 피부를 하얗게 만들어 주기 때문입니다. 또 감자 속의 칼륨은 얼굴의 부기를 빼는 데도 효과적이고, 눈두덩이나 눈가 등 약한 피부에도 자극이 없다는 장점이 있습니다.

오이는 96%가 수분으로 구성되어 있어 건조한 피부에 충분한 수분을 공급해 촉촉한 피부를 유지할 수 있도록 도와줄 뿐만 아니라 오이 한 개에 비타민C가 무려 13mg이나 들어 있어, 기미를 제거하고 얼굴을 환하게 해 주는 데 도움이 됩니다.

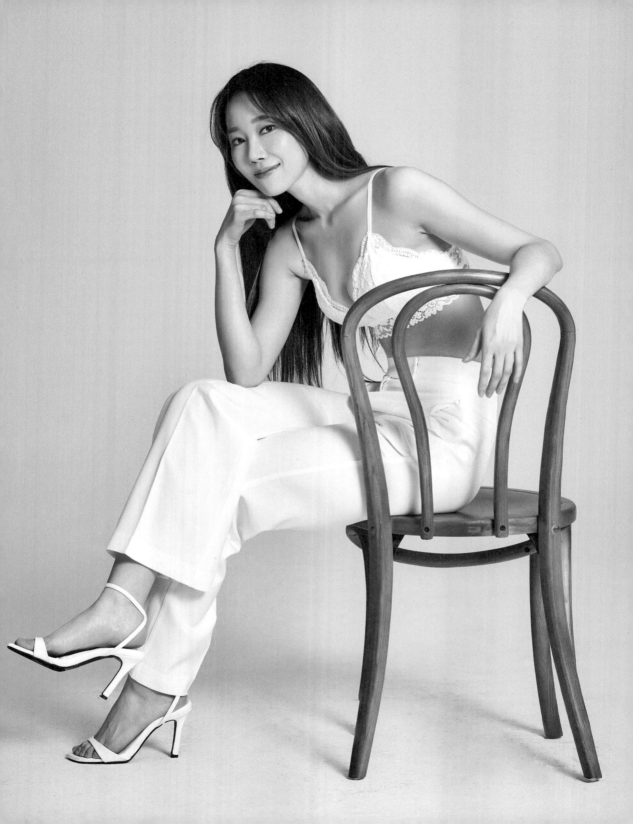

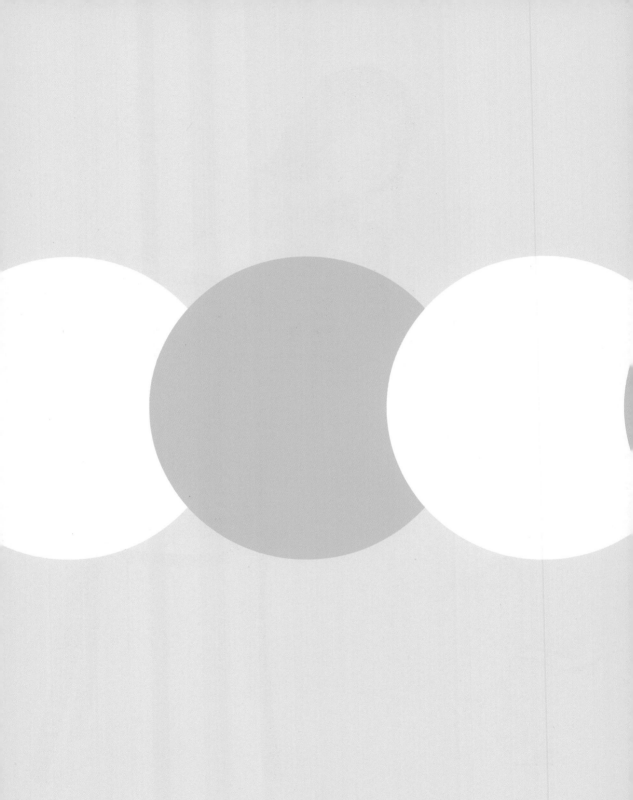

PART4

차 레시피

들어가기 전에

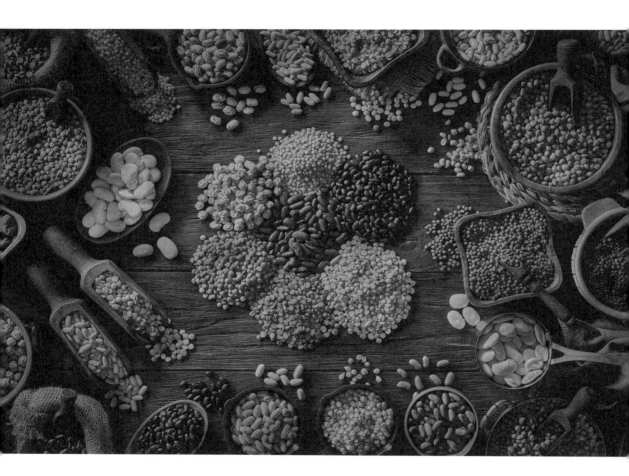

우리가 먹는 음식은 다이어트에는 물론 건강에도 아주 중요한 요소입니다. 차Tea 역시 마찬가지죠. 다이어트와 건강에 도움을 줄 수 있는 것은 분명합니다. 다만 몇 가지 당부하고 싶은 것이 있습니다.

첫 번째, 차는 식품이지, 약이 아니다

식품과 약은 무엇이 다를까요? 식품은 인체가 질병으로 넘어가기 전의 상태, 즉 현재는 몸의 기능이 좋지 않지만 아직은 스스로 원래의 건강한 몸으로 돌아갈 수 있는 상황에서, 그 기능을 도와주는 역할Help을 합니다. 약은 인체가 질병의 상태가 되어 스스로는 원래의 건강한 몸으로 돌아갈 수 없는 상황에서, 변화시켜 주는Change 역할입니다. 이런 맥락에서 볼 때 차는 식품이지, 약이 아닙니다. 결론적으로 차가 몸을 좀 더 건강하게 하거나 병을 예방하는 데 도움을 줄 수는 있지만 질병을 낫게 할 수는 없다는 것을 알아야 합니다.

그렇다면 이런 질문을 할 수 있겠죠. 생강은 식품이기도 하지만, 한의학에서 쓰이는 약재로도 쓰이지 않나요? 그렇습니다. 이번 장에서 설명할 차의 종류에는 한약 처방의 구성 약재인 경우도 있습니다. 그러나 처방의 구성 성분으로서의 역할과 단일 품목으로서의 역할은 다릅니다. 각각의 여러 약재들의 조합으로 처방이 완성되는 것은 맞지만, 처방이란 단일 약재들의 단순한 합이 아니라 약재들끼리의 상호작용을 포함한 개념이기 때문입니다. 각각의 역할과 상호작용을 모두 고려했을 때 비로소 식품이 약이 될 수 있습니다.

두 번째, 차는 다이어트의 핵심이 아니다

달달한 초코케이크와 마카롱을 잔뜩 먹고서는 다이어트에 도움이 될 것 같다고 커피는 꼭 아이스아메리카노를 마신다는 얘기를 한 번쯤 들어 봤을 겁니다. 단언컨대 그러면 살을 뺄 수 없습니다. 차 역시 마찬가지입니다. 몸에 안 좋은 것을 잔뜩 먹고 나서 살 빠지는 효과가 있는 차를 한 잔 마신다고 해서 큰 효과를 기대하기는 어렵습니다. 다만 나에게 맞는 차를 꾸준히 마시면 몸이 건강해지면서 신진대사가 활발해지기 때문에 분명 다이어트에 도움을 받을 수 있습니다. 하지만 뭐니 뭐니 해도 기본은 식단입니다. 기본이 안 되어 있는 상태에서 차만 마신다고 체중이 감량되지 않습니다.

세 번째, 내 체질에 맞는 차를 마실 것

음식은 종류도 워낙 다양하고 여러 가지 변수가 있을 수 있으니 꼭 체질에 맞는 음식만 먹을 수는 없을 겁니다. 하지만 차는 어쩔 수 없는 경우가 아니면 선택이 가능할 거라고 생각합니다. 물론 여기에 소개되어 있는 모든 차가 한 체질에만 효능이 있는 것은 아닙니다. 팥차 같은 경우는 소양인에게 가장 좋지만 태음인도 어느 정도는 효과를 볼 수 있습니다. 다만 소음인에게는 부작용이 발생할 확률이 높습니다. 이 과정들을 다 넣기엔 너무 복잡하기도 하고 오해의 소지도 있을 것 같아 책에서는 가장 확실하게 그 체질이 섭취했을 때 가장 효과가 좋은 것만을 가려 소개했습니다. 체질에 맞지 않는 차를 마시면 효과가 미미할 수도 있고, 오히려 몸에 해로울 수도 있습니다. 그런 만큼 가급적 체질에 맞게 마시는 것을 추천합니다.

네 번째, 한 번에 한 가지 차만 마실 것

체질별, 효능별로 다양한 차를 소개하는 만큼 이런 궁금증이 있을 수 있습니다. '나는 식욕억제도 하고 싶고, 잠도 잘 못 자는 편이라 수면에 좋은 차도 마시고 싶은데 두 가지를 함께 달여 먹어도 될까?' 저는 권하지 않습니다. 물론 같이 달여 먹어서 시너지가 나고 효능이 배가 될 수도 있지만 반대로 어느 것 하나 효과를 못 볼 수도 있습니다.

실제로 수면에 도움이 되는 차를 마시면 잠을 잘 자기 때문에 식욕억제를 위한 렙틴 호르몬의 분비가 증가하면서 식욕을 다스리기가 쉬워지고, 또 감정 컨트롤이 잘되면서 우울과 불안 증상도 개선되는 것을 느끼게 됩니다. 우울, 불안 증상이 개선되면 소화도 더 잘될 수 있고요. 우리 몸은 각각의 기관이 이어져 있기 때문에 이렇게 연쇄적으로 증상들이 개선될 수 있습니다.

그런 점에서 몸에 불편한 부분이 있다면 그 증상과 체질에 맞는 차 한 가지를 섭취하기 바랍니다. 그러다 불편한 증상이 개선되고 몸의 기능이 충분히 돌아왔다 싶으면 다른 차를 마시면 됩니다. 참고로 증상이 충분히 개선되었는데도, 한 가지의 차만 장기간 복용하는 것은 한 식품만을 편식하는 것과 다름없기 때문에 좋지 않을 수 있습니다.

마지막으로 여기 소개한 차들은 모두 『동의보감』 탕액 편에 기록되어 있는 식재료와 약재 들을 기반으로 작성했습니다. 다만, 세월이 흐르면서 과학적으로 맞지 않는 내용으로 판명된 것과 아직 연구가 되어 있지 않은 부분은 배제했습니다. 『동의보감』이 뛰어난 의학서인 것은 맞지만, 400년도 훨씬 전에 쓴 책이라는 점을 감안하여, 현대 의학이나 여러 연구를 통해 검증된 것들만 가려 소개했다는 것을 말씀드립니다.

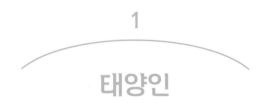

태양인

메밀

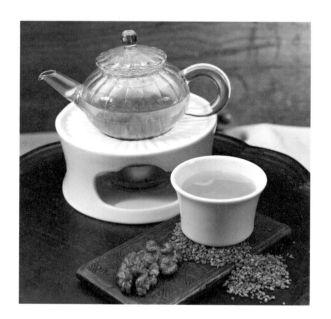

<효능>

　　모밀이라고도 하고, 한의학에서는 교맥이라는 이름을 가지고 있습니다. 『동의보감』에 의하면 메밀은 위와 장을 튼튼히 하여 기력을 돕고, 오장에 있는 더러운 것을 몰아내는데요. 실제로 위염을 예방하고 혈전을 방지하는 메밀 속 루틴이라는 성분이 혈액순환을 원활하게 하기 때문에 위장 질환이나 고혈압이 있는 사람들에게 좋습니다. 또한 메밀에 들어 있는 카이로이노시톨 성분은 혈당을 낮춰 주는 인슐린과 비슷한 작용을 하여 당뇨를 예방하는 데도 효과적이라고 할 수 있어요. 이외에도 메밀에는 루테올린, 쿼세틴과 같은 플라보노이드 성분들이 들어 있어, 염증을 제거하고 노화를 일으키는 활성산소를 제거하는 천연항산화제이기도 합니다.

　　메밀은 구하기 쉬운 식재료로 국수, 전 등 다양하게 활용되지만, 차로 섭취했을 때 그 효능이 가장 좋습니다. 루틴, 비타민B, 칼륨 등 메밀 속 유효 성분들이 수용성을 띠기 때문입니다.

<복용 방법>

1. 통 메밀을 흐르는 물에 가볍게 씻는다.
2. 달궈진 프라이팬에 5분 정도 볶는다.
3. 냄비에 물 1L와 볶은 메밀 20g을 넣고 30분 정도 끓인다.
4. 상온에서 식힌 후 냉장 보관한다.
5. 물 대용으로 마셔도 좋다.

　　메밀은 성질이 차갑기 때문에 몸이 차가운 사람이 과다 섭취 시 복통과 설사를 유발할 수 있으니 주의가 필요합니다. 메밀의 하루 적정 섭취량(차가 아니라 메밀 자체를 말합니다)은 종이컵으로 2컵 정도로, 꽤 넉넉한 편이에요.

감잎

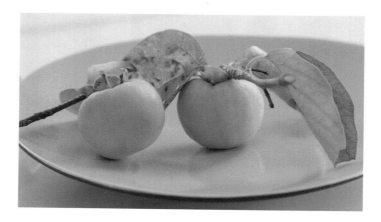

감잎은 녹차에 비해 비타민C가 8배 이상 높으면서 카페인은 녹차의 1/5 정도밖에 되지 않습니다. 카페인에 민감한 분들에게 굉장한 희소식이 아닐 수 없죠.

〈효능〉

감잎은 말 그대로 말린 감나무 잎을 말합니다. 감은 가을이 제철이지만, 감잎은 여름이 제철이라고 할 수 있어요. 항산화 효과를 내는 감잎 속 폴리페놀과 플라보노이드 함량이 6월에 가장 높기 때문입니다. 감잎 속 항산화 성분들은, 피부 화상을 일으키는 자외선B로부터 세포를 보호할 뿐 아니라 아토피 피부염의 증상을 완화시킨다고 해요.

또 감잎 속에 풍부하게 함유된 비타민A와 비타민C는 눈 피로, 안구 건조 및 야맹증 개선에 도움이 됩니다. 시신경 압박을 받은 쥐에게 감잎 추출물을 먹게 했더니 시신경 손상을 보호하는 데 도움이 되었다는 연구 결과도 있어요.

이외에도 혈압과 콜레스테롤 수치를 낮추는 데도 도움이 됩니다.

〈복용 방법〉

1. 물 1L와 말린 감잎 10g을 준비한다.

2. 냄비에 물 1L을 넣고 끓인다.

3. 불을 끄고 말린 감잎 10g을 넣고 2~3분간 우려낸다.

4. 상온에서 식힌 후 냉장 보관한다.

5. 하루에 3~4잔, 식전에 섭취한다.

      감잎에 풍부한 비타민C는 너무 오래 끓이면 파괴될 수 있기 때문에 짧은 시간 동안만 우려내야 합니다. 감잎 속 탄닌 성분이 수분을 빨아들이고 철분 흡수를 방해하는 작용이 있어 변비가 심한 사람과 빈혈이 있는 사람은 감잎차 복용에 주의가 필요합니다.

전복 껍질

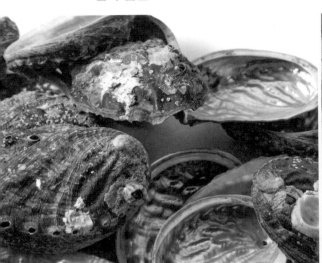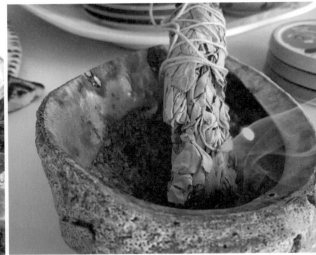

전복은 몸에도 좋고 맛도 좋아서 가정에서도 가끔 먹을 때가 있죠? 대부분 전복 껍질은 버리곤 하는데요. 이 전복 껍질이 태양인에게는 아주 좋은 차 재료가 될 수 있습니다. 차를 만들기 위해서 일부러 전복을 살 필요까진 없겠지만, 가정에서 먹을 일이 생긴다면 버리지 말고 꼭 활용해 보세요.

〈효능〉

전복 껍질은 한의학에서 석결명이라고 하는데요. 눈을 밝게 하는 효능이 있습니다.『동의보감』에 다른 질병이 없는데 앞을 제대로 못 보거나 안구 충혈, 눈부심, 백내장 등으로 인해 눈앞에 뭔가 끼어 있는 듯이 시야가 흐릿할 때 사용할 수 있다고 기록되어 있습니다. 또한 전복 껍질은 간화(肝火)를 식혀 주기 때문에 스트레스로 인한 두통, 어지럼증에도 도움이 될 수 있어요.

〈복용 방법〉

1. 물 2~3L에 깨끗이 씻은 전복 껍질 10~20g을 넣고 끓여 물 대용으로 마신다.

전복 껍질을 가루로 만들어 복용하는 방법도 있습니다. 껍질을 소금물에 30분 정도 끓인 후 햇볕에 말려 줍니다. 완전히 마르면 불에 달군 후 부수어 가루를 냅니다. 이것을 티스푼으로 한 스푼씩 하루 3번 물과 함께 드시면 됩니다.

모과

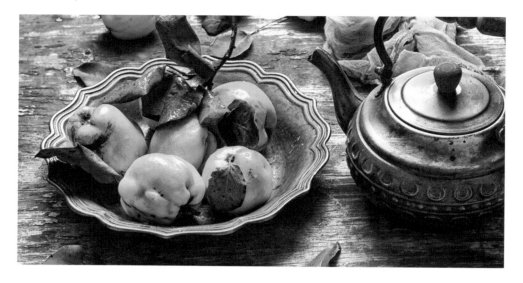

모과는 향이 좋아서 노란 열매 한두 개 따다가 차에 방향제로도 많이 놓곤 했는데요. 이 모과가 태양인들에게 굉장히 좋은 과일차 재료라는 사실!

〈효능〉

위장을 편안하게 하여 소화 기능을 도와주기 때문에 구역질을 하거나 체해서 토하거나, 설사할 때 효과적입니다. 그러니까 자주 체하는 사람들은 식후에 복용하면 좋겠죠.

근육과 뼈를 튼튼하게 하는 효능이 있어 허리, 다리, 무릎에 힘이 없거나 통증이 있는 사람들에게도 좋습니다. 실제로 모과에는 항산화 성분이 있어 관절염과 신경통을 치료하는 데 도움을 준다고 합니다.

그뿐만 아니라 『동의보감』에 따르면, 모과는 폐의 기능을 회복시켜 준다고도 기록되어 있는데요. 만성기관지염이나 인후염 등으로 가래가 나오거나 기침을 하는 증상이 있는 분들에게 약재로 사용되기도 합니다.

〈복용 방법〉

1. 베이킹 소다를 이용하여 모과를 깨끗이 세척한다.

2. 두께가 2~3mm 되도록 썰고, 씨앗은 제거한다.

3. 주전자에 물 2L와 모과 1/2개를 넣고 끓인다.

4. 1일 3회 식후에 복용한다.

　　　참고로 모과는 철의 산화를 빠르게 일으키기 때문에 쇠붙이 칼 말고, 구리칼로 자르는 것이 좋습니다. 잘게 썬 모과를 채반 같은 것에 말리면 오래 보관하는 것도 가능하고, 시간이 없다면 생모과를 사용해도 괜찮습니다.

솔잎

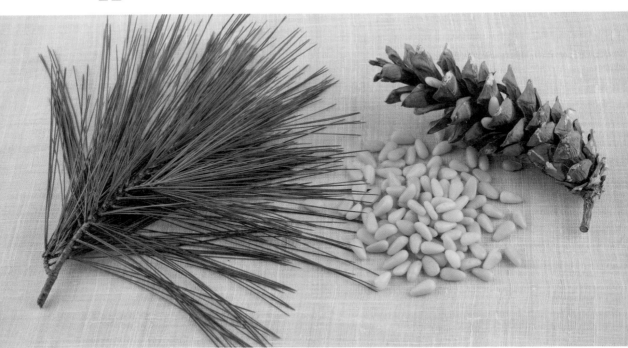

우리나라 어디에서든 쉽게 볼 수 있는 소나무 잎입니다. 솔의눈이라는 음료는 호불호가 정말 심하게 갈리는 것으로 유명한데요. 태양인이라면 솔의눈 대신 솔잎차를 직접 만들어서 섭취하길 추천합니다. 태양인의 다이어트에 가장 좋은 차를 꼽으라면 솔잎차가 아닐까 싶을 만큼 효과가 좋기 때문입니다.

〈효능〉

『동의보감』에 솔잎은 오장을 편안하게 하고, 배고프지 않게 하며, 머리털을 나게 한다고 기록되어 있습니다. 그래서 솔잎은 식욕을 억제하기도 하고, 탈모증에도 사용됩니다. 연구에 의하면 체중 감소, 지방조직의 증가 억제, 지방세포의 성장을 감소시킴으로써 비만을 개선한다고 밝혀졌습니다. 또한 비만으로 인해 나타날 수 있는 고혈압, 당뇨병, 동맥경화증과 같은 질환을 예방하는 데도 도움이 된다고 합니다.

〈복용 방법〉

1. 200~300g의 솔잎을 24시간 동안 물에 담가 불순물을 제거한다.

2. 흐르는 물에 3~4번 솔잎을 씻는다.

3. 숯이 들어 있는 물로 깨끗이 세척한다.

4. 세척 작업이 끝난 솔잎을 완전히 건조시킨다.

5. 물 500mL에 건조된 솔잎 20g을 넣고 약불로 은근히 달인다.

6. 배고픔을 달래는 효과가 있으니 식전, 혹은 야식이나 간식을 먹고 싶을 때 복용한다.

솔잎은 세척 작업이 좀 까다롭습니다. 차로 바로 마실 수 있게 티백으로 구성된 것이 아니라 솔잎 자체를 이용할 경우에는 위의 방법대로 꼭 깨끗이 씻어서 드시기 바랍니다. 하루 권장량인 솔잎 20g만 지킨다면 물의 양은 크게 중요하지 않으니 기호에 따라 진하게 또는 연하게 마셔도 괜찮습니다. 다만 솔잎 특유의 쌉쌀한 향이 있어 먼저 연하게 먹어 본 후에 점점 진하게 마시는 것을 추천합니다.

오가피

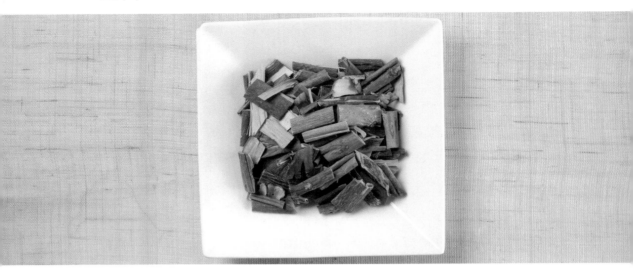

오가피는 두릅나뭇과에 속한 낙엽관목인 오갈피나무의 뿌리껍질을 건조한 것입니다.

〈효능〉

따뜻한 성질로, 몸이 찬 사람의 뼈와 근육을 튼튼하게 하는 효능이 있어 허리, 등, 다리가 아프고 저린 것을 다스리는 데 도움이 됩니다. 특히 어린이와 노인이 다리에 힘이 없어 오래 걷지 못할 때 섭취하면 효과를 볼 수 있어요. 또한 총콜레스테롤 수치를 낮추며, 좋은 콜레스테롤인 HDL 콜레스테롤의 농도를 높이고, 혈액 속 유리지방산도 분해하는 작용을 하여 심혈관 질환과 동맥경화를 예방하는 데 좋습니다. 그리고 지질 및 고지혈증에 대한 개선 효과도 있어요.

〈복용 방법〉

1. 주전자에 물 600mL와 말린 오가피 30g을 넣고 약한 불로 물이 절반 정도가 될 때까지 달인다.
2. 아침저녁, 식후 한 잔씩(150mL) 복용한다.

오가피는 성질이 따뜻해 몸에 열이 많은 사람이 섭취할 경우 위가 쓰리거나 목이 마를 수 있으니 주의하세요.

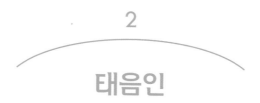

2

태음인

율무

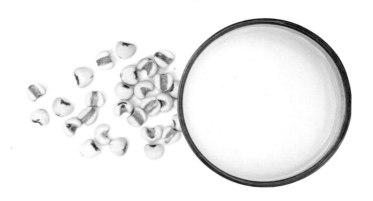

율무는 한의학에서 의이인이라고 합니다. 태양인의 다이어트 차로 솔잎차가 있다면 태음인에겐 율무차가 있다고 할 수 있습니다. 제가 다이어트 한약을 처방할 때 가장 많이 사용하는 약재이기도 해요. 이왕이면 시중에서 파는 이런저런 첨가물이 많이 들어 있는 율무차 말고 율무 자체나 율무가루를 사서 차로 드시길 권합니다. 그리고 율무차를 먹으면 정력이 감퇴한다는 속설이 있는데 낭설이니 걱정 마세요.

〈효능〉

이뇨 작용이 있어 정체된 수분을 없애 부종뿐만 아니라 몸의 독소와 노폐물 제거를 도와줍니다. 성질이 차가워서 위장 운동이 적어지게 하고 빨리 소화되는 것을 막아 배고픔을 덜 느끼게 하기 때문에 식욕 조절에도 효과적입니다. 실제로 율무는 체내 중성지방을 줄이고 좋은 콜레스테롤을 증가시켜 비만으로 인해 생기는 고혈압, 고지혈증, 심근경색, 뇌졸중 등을 일으키는 여러 원인을 줄여 준다고 밝혀졌습니다. 또한 비타민과 무기질, 아미노산 등 영양소가 풍부하여 근력의 탄력을 증가시키고 신진대사를 도와줍니다.

〈복용 방법〉

1. 율무를 흐르는 물에 깨끗이 씻고, 물기를 제거한다.
2. 프라이팬을 달궈 율무를 넣고 약불에서 약 10분간 노릇노릇해질 때까지 볶는다.
3. 냄비에 물 1.5L와 볶은 율무 20~30g을 넣고 약불에서 30분간 끓인다.
4. 식전에 하루 3~4잔 정도 섭취한다.

율무차로 식욕억제 효과를 보기 위해서는 식후보다는 식전이 좋습니다. 단, 성질이 차가워 평소에 복부가 차거나 수족냉증이 있는 사람들은 주의가 필요합니다. 또 이뇨 작용이 있으므로 체내 수분이 부족해 변비가 있는 분들도 장기간 복용은 피하는 것이 좋고요. 자궁을 수축하는 성분이 있기 때문에 임신부는 섭취하지 않는 것이 좋습니다.

무

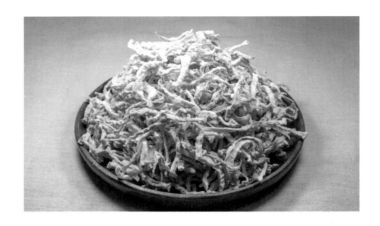

　　사시사철 비교적 저렴한 가격으로 구하기 쉬운 무! '무는 그냥 먹어도 되는 것 아니야?'
하고 의문을 가질 수 있는데요. 생으로 먹는 것보다 말렸을 때 칼슘 함량이 10배 이상 높아질
뿐만 아니라 단백질, 철분, 비타민B와 같은 영양소도 풍부해집니다. 그러니 반찬으로 무를 산
다면 일부는 말려서 차로 섭취해 보세요.

〈효능〉

　　『동의보감』에 음식을 소화시키고, 당뇨(소갈증)에 도움을 주며, 기침을 멎게 한다고 기록
되어 있습니다. 실제 당뇨 환자는 체내 칼슘 등 무기질의 수치가 현저히 낮은 것으로 보고되고
있는데요. 칼슘 섭취가 당뇨의 원인 중 하나인 인슐린 저항성을 개선하는 데 도움을 줄 수 있습
니다. 그런 점에서 무는 당뇨 환자의 부족한 칼슘을 보충해 주고 심혈관 질환의 예방에 효과가
있는 훌륭한 식재료라고 할 수 있습니다. 또한 염증을 제거하는 물질인 시나프산, 바닐릭산 같
은 성분이 들어 있어 콜레스테롤을 줄이고 혈관의 염증을 제거해 당뇨에 도움이 되고, 환절기
감기 예방에도 좋습니다.

〈복용 방법〉

1. 무를 깨끗이 씻어 껍질째 썬다.

2. 1cm 정도 두께로 자르고, 통풍이 잘되는 곳에서 2~3일 정도 말린다.

3. 물 1L에 말린 무 한 줌을 넣고 20분 동안 펄펄 끓인 뒤 약불에서 5분 정도 더 끓인다.

4. 상온에서 식힌 후 냉장 보관한다.

5. 식후에 한 잔씩 섭취한다.

　　　무의 껍질은 속보다 비타민C가 2배 더 풍부하고 항산화 성분이 많은 만큼 깨끗이 씻어 껍질째 말리기 바랍니다. 잘라서 말린 무는 지퍼팩에 담아 보관하면 수분이 생기는 것을 방지할 수 있고, 장기 보관 할 경우에는 냉동실에 넣어야 변질을 막을 수 있습니다. 참고로 무에는 단백질을 분해하는 효소가 들어 있어 위점막을 자극해 공복에 섭취하면 속이 쓰릴 수 있으니 꼭 식후에 섭취해 주세요.

매실

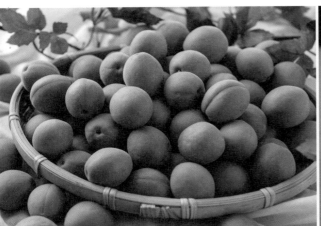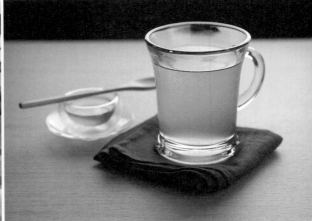

　　소화가 안 될 땐 매실차. 어머니들은 거의 공식처럼 알고 있을 거라고 생각합니다. 하지만 매실은 그 외에도 다양한 효능이 있다는 사실!

〈효능〉

　　매실은 음식의 독, 물의 독, 피 속의 독을 없앤다는 말이 있지요. 매실에 들어 있는 피크르산 성분이 독성 물질을 분해하기 때문에 그렇습니다. 그런 점에서 소화가 안 될 때나 배탈이 났을 때 매실차를 마시는 것은 과학적인 방법이라고 할 수 있어요. 또 매실은 대표적인 알칼리 식품으로서 각종 성인병에 취약한 상태로 만드는 혈액의 산성화를 막는 데도 도움이 됩니다. 그뿐만 아니라 무기질, 비타민, 유기산(시트르산, 사과산, 호박산, 주석산) 등이 풍부하게 들어 있는데요. 매실의 유기산은 신진대사를 활발히 하고 피로 회복에도 좋습니다.

　　또 칼슘 함량이 높아 여성들에게 특히 효과적인데요. 여성들은 칼슘이 부족하면 골다공증, 빈혈, 생리 불순 같은 증상이 생길 수 있어요. 그런데 매실은 부족한 칼슘을 보충해 줄 뿐만 아니라 구연산과 사과산이 칼슘의 흡수를 돕기까지 합니다. 게다가 매실 속 비타민은 피부 미용 효과까지 있으니 여성에게 제격이라고 할 수 있죠.

〈복용 방법〉

1. 노란 매실(황매)을 깨끗이 세척한 후 씨앗을 제거한다.

2. 씨앗을 제거한 매실을 채 썬다.

3. 프라이팬을 달궈 매실을 말린다.

4. 따뜻한 물 200mL에 말린 매실 2g을 넣어 우린다.

5. 매실의 하루 적정 섭취량은 4~8g이므로, 식후 2~3잔 정도가 적당하다.

말린 매실은 지퍼팩에 넣어 냉장 보관 하면 됩니다. 덧붙여 매실의 씨앗에는 아미그달린이라는 독성 물질이 함유되어 있으니 꼭 씨앗을 제거해야 하고요. 산성이 강하여 날것으로 먹으면 치아가 손상될 수 있습니다. 그래서 원과를 섭취하시는 것보다는 차나 청, 장아찌, 진액 등으로 가공해 섭취하는 것이 좋습니다.

석류

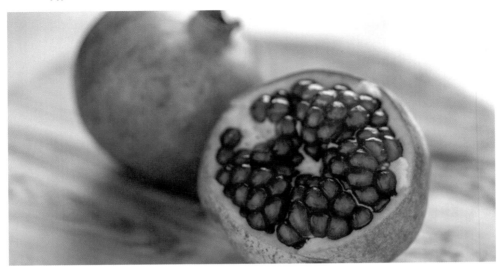

〈효능〉

안토시아닌, 플라보노이드 등 항산화 성분을 함유하고 있어, 나쁜 콜레스테롤은 낮추고 중성지방이 축적되는 것을 막아 주기 때문에 혈관 건강에 도움이 됩니다. 또한 석류의 대표적인 성분인 엘라그산은 우리 몸의 여성호르몬과 화학 구조가 비슷해 식물성 여성호르몬이라고 하는데요. 실제로 체내에서 여성호르몬과 유사한 작용을 하기 때문에 갱년기 증상을 개선하는 것뿐만 아니라, 여성호르몬이 줄어들면서 늘어난 뱃살을 빼는 데도 도움이 됩니다. 게다가 엘라그산은 골밀도 감소를 억제하고 항암, 특히 유방암과 난소암의 활성을 억제한다는 연구 결과도 있습니다.

석류는 피부에도 좋은 성분이 많은데요. 자외선에 노출시킨 쥐에게 석류 추출물을 섭취시켰더니 피부 수분을 담당하는 히알루론산이 5배 이상 증가했고, 탱탱한 피부를 만들어 주는 콜라겐도 36% 증가한 것으로 나타났습니다. 정말 미녀들의 사랑을 받을 수밖에 없는 과일이죠? 그렇다면 석류는 여자들에게만 좋을까요? 그렇지 않습니다. 석류는 남성 건강에도 도움을 주는데요. 한 실험에서 재발성 전립선암 환자 45명을 대상으로 매일 2년간 석류 주스를 복용하게 했더니 전립선암 재발 속도가 느려졌다고 합니다.

〈복용 방법〉

석류 하나를 씨까지 함께 갈아 식후에 섭취한다.

석류의 하루 권장량은 과일 1개입니다. 몸에 좋다고 너무 많이 섭취하지 않도록 주의하세요. 그리고 석류의 씨에는 과육보다 여성호르몬이 더 많이 들어 있습니다. 씨를 버리지 말고 함께 갈아서 섭취하세요. 비타민C가 많아 신맛이 강한 과일인 만큼 식전보다는 식후에 먹는 것이 좋고, 여성호르몬에 민감할 수 있는 임산부, 모유 수유 중인 사람 그리고 속 쓰림과 같은 위장 장애가 있는 사람들은 주의가 필요합니다.

도라지

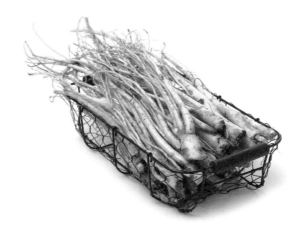

〈효능〉

　　호흡기 질환에 사용되는 대표적인 식재료입니다. 『동의보감』에도 목구멍이 아픈 것과 숨이 찬 것을 치료한다고 기록되어 있습니다. 도라지의 이런 효능은 사포닌이라는 성분 때문인데요. 사포닌은 목의 통증을 진정하고 가래를 삭이는 효능이 있기 때문에 급·만성 기관지염, 편도선염, 인후염 등에 두루 사용됩니다. 또 사포닌은 혈중 콜레스테롤 수치를 낮추기도 합니다.

　　도라지에는 또 다른 좋은 성분인 이눌린도 포함되어 있는데요. 이눌린은 천연 인슐린으로 불릴 만큼 혈당을 조절하는 데 탁월합니다. 또 수용성 식이섬유로서 대장의 운동을 원활하게 하면서 동시에 비피더스균과 같은 유익균의 증식을 도와 다이어트와 변비 예방에 도움을 줍니다.

〈복용 방법〉

1. 도라지를 깨끗이 세척한다.
2. 물 700mL에 도라지 10g을 넣고, 약불로 물이 절반이 될 때까지 달인다.

3. 도라지를 체로 건져 낸다.

4. 도라지의 하루 적정 섭취량은 6~12g이므로 식후 2~3잔 정도 복용한다.

평소에 위염과 식도염이 있을 경우 위점막이 자극되면서 속이 쓰리고 아플 수 있으므로 주의가 필요합니다. 같은 이유로 식전보다는 식후에 마시는 것이 좋아요.

국화(감국)

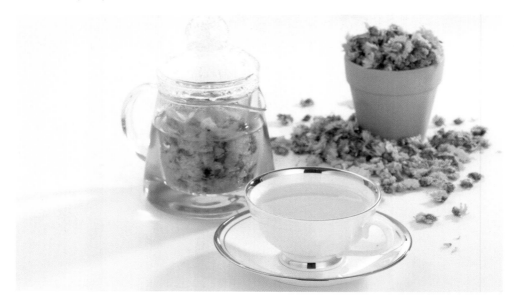

〈효능〉

　　『동의보감』에 의하면 국화는 눈을 맑게 하고, 두통을 치료하는 데 효과적이라고 기록되어 있습니다. 실제로 국화에는 비타민A가 함유되어 있어 눈 피로를 회복하고 시력을 개선하는데 도움을 줍니다. 한 실험 결과에 따르면, 국화 속에 들어 있는 아피제닌 성분이 불안감을 감소해 주고 진정시키기 때문에 숙면에도 좋다고 밝혀졌습니다. 그뿐만 아니라 국화는 다이어트에도 도움이 되는데요. 비만한 쥐에게 감국 추출물을 복용시켰더니 렙틴의 농도가 감소하고 지방분해 호르몬인 아디포넥틴의 농도는 증가했다고 합니다. 그 외에도 나트륨 배출을 도와 고혈압에도 좋고, 국화 속 항산화 성분인 폴리페놀이 요산을 줄여 통풍을 예방하는 데도 도움을 줍니다.

〈복용 방법〉

따뜻한 물 한 컵에 국화 2~3송이를 띄워서 우려내어 하루 2~3잔 정도 복용한다.

사실 국화꽃을 직접 채취해서 씻고 말리고 볶아서 차로 만드는 방법도 있는데요. 현실적으로 쉽지 않을 것 같아 책에서 이 과정은 생략했습니다. 시중에서 말린 국화꽃을 쉽게 구할 수 있습니다.

국화의 하루 섭취 권장량은 4~15g입니다. 마음을 진정시켜 주는 작용이 있기 때문에 바쁠 때보다는 퇴근 후나 저녁 먹은 후 잠들기 전처럼 비교적 여유로운 시간에 마시는 것이 좋습니다. 다만 국화꽃 알레르기가 있거나 평소에 변이 무르게 설사를 자주 하는 사람들은 섭취에 주의가 필요해요.

오미자

오미자는 다섯 가지의 맛, 즉 단맛, 신맛, 쓴맛, 짠맛, 매운맛을 전부 가졌다는 데서 이름이 붙여졌습니다. 조선 시대에는 임금에게 올리는 필수 진상품 중 하나였다는데요. 특히 장수의 왕이라 불리는 영조가 여름마다 오미자차를 즐겨 마셔 '영조의 차'라고 부르기도 합니다.

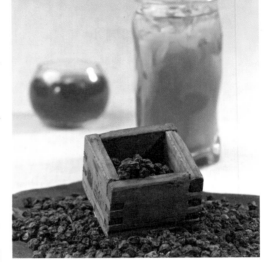

〈효능〉

『동의보감』에는 갈증을 멎게 하고 기침이 나고 숨이 찬 것을 치료한다고 기록되어 있습니다. 이렇게 폐 기능을 강화하고 기관지 내 염증을 배출해 주는 효능은 오미자 속 시잔드린 성분 때문입니다. 시잔드린 성분은 폐에서 분비되는 염증을 줄여 가래의 배출을 돕고, 기침을 멎게 하는 데 도움을 줄 뿐만 아니라, 항산화 효과가 있어 활성산소로 인한 세포 손상을 막고, 각종 질병과 노화 예방에도 좋습니다. 이외에도 고미신, 시트럴, 사과산, 시트르산 등의 성분이 들어 있어 간세포를 보호하고 혈압을 낮춰 심장의 강한 수축을 막는 데도 효과적입니다. 특히 시트르산은 신진대사를 올려서 지방이 쌓이는 것을 방지하고 피로물질을 분해해 피로 개선에도 긍정적인 역할을 합니다.

〈복용 방법〉

1. 믹서기에 미지근한 물 200mL와 말린 오미자 5g을 넣고 간다.
2. 여기에 미지근한 물 300mL을 더 넣고, 하루 정도 냉장 보관 하며 우린다.

3. 오미자의 하루 적정 섭취량은 2~10g이므로 하루 2잔 정도 점심과 저녁 식후에 섭취한다.

     책에서는 건조된 오미자를 활용하는 방법을 수록했습니다. 시중에서 구하기가 훨씬 쉽고, 말린 오미자가 효능도 더 좋기 때문입니다. 오미자는 과육보다 씨앗에 유효한 성분이 더 많으니 건강을 위해 씨앗도 함께 섭취하세요. 신맛이 강해 공복에 섭취하면 속 쓰림을 유발할 수 있으니 꼭 식후에 복용해 주세요.

칡

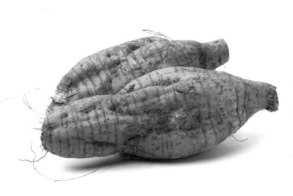

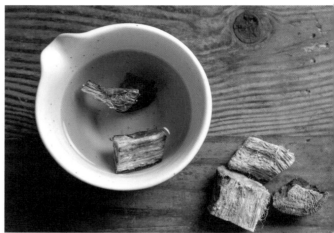

저는 어릴 때 부모님과 할머니, 할아버지와 일요일마다 산에 갔습니다. 산 중턱쯤에서 자주 봤던 것이 바로 이 칡차를 파는 행상이었어요. 할아버지가 시원하다고 마시던 칡차를 따라 마셨다가 너무 써서 뱉었던 기억이 있습니다. 그때는 몰랐지만 한의학을 공부하고 보니 할아버지가 등산 중에 칡차를 드신 이유를 알게 되었습니다. 땀을 흘리고 난 뒤 갈증을 해소하는 데 칡차만 한 게 없거든요. 특히 태음인에겐 더욱 좋습니다.

〈효능〉

한의학에서는 칡뿌리를 갈근이라고 합니다. 『동의보감』에 의하면 술독을 풀어 주고, 갈증을 멎게 해 주며 가슴에 열을 없애 주는데요. 실제로 칡에는 간 기능을 개선해 해독 작용을 하는 카테킨이라는 성분이 풍부합니다. 이 성분은 혈당을 올리는 당질이 천천히 흡수하도록 해 줘 당뇨 완화에도 도움이 됩니다. 또한 칡에는 여성호르몬인 에스트로겐과 유사한 작용을 하는 식물성 에스트로겐이 풍부하여 갱년기 증상을 완화하고, 혈중 중성지방과 콜레스테롤을 감소시켜 고지혈증을 예방하는 데도 좋습니다.

〈복용 방법〉

1. 물 500mL에 말린 칡뿌리 10g을 넣는다.

2. 약한 불로 15~20분 끓인다.

3. 칡은 체로 걸러 내고, 상온에서 식힌 후 냉장 보관한다.

4. 칡의 하루 적정 섭취량은 4~12g이므로, 하루 2~3잔 정도 복용한다.

칡은 즙을 짜서 먹는 것도 좋지만, 뜨겁게 가열해서 섭취하는 것이 식물성 에스트로겐의 농도를 더욱 높인다는 연구 결과가 있습니다. 다만 자궁 질환이 있는 분과 몸이 차고, 소화 기능이 약한 사람들은 주의하세요.

오디

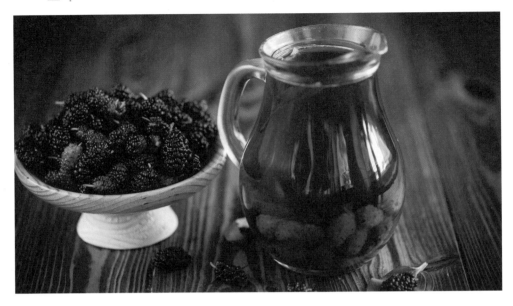

　　오디는 한의학에서 상심자라고 합니다. 술을 좋아하고 심혈관계 질환에 취약한 태음인에게 너무나 딱 맞는 보약이라고 할 수 있어요.

〈효능〉

　　알코올 성분을 분해하는 알라닌, 아스파라긴산이 풍부하여 숙취 해소에 좋습니다. 그러니 술 마시기 전후에 오디차를 한 잔씩 섭취하면 술이 금방 깨고 갈증 해소에도 도움이 됩니다.

　　『동의보감』에는 소갈증(당뇨)을 치료하고 심장의 기능을 좋게 한다고 기록되어 있는데요. 실제로 당뇨를 유발시킨 쥐에게 오디 추출물을 섭취하게 했더니, 탄수화물을 분해하는 효소의 활성을 억제하여 급격한 당 수치의 상승을 막는다는 연구 결과도 있습니다.

　　또한 오디에 풍부하게 함유된 리놀레산과 루틴, 가바 성분은 모세혈관을 튼튼하게 도와주고, 콜레스테롤 수치와 혈압을 낮추는 작용도 있어 고혈압, 동맥경화와 같은 심혈관 질환을 예방하는 데도 긍정적인 역할을 합니다. 오디에는 대표적인 항산화 물질인 안토시아닌이 블루베리의 1.5배나 들어 있는데요. 안토시아닌 역시 혈액을 맑게 해 주고 혈관을 탄력 있게 만듭니다.

라스베라트롤이라는 성분도 있는데, 이것은 비타민C보다 항산화 효과가 30~40배 강합니다. 이 성분은 뼈의 노화를 막고, 뼈를 만드는 조골세포의 생성을 촉진시켜 주기 때문에 골다공증을 예방하는 데도 좋습니다.

〈복용 방법〉

1. 미지근한 물 500mL에 오디 15g을 넣고 하루 정도 냉장 보관 하면서 우려낸다.
2. 오디의 하루 적정 섭취량은 10~16g이므로 술 마시기 전후나 식후에 하루 2잔 정도 섭취한다.

오디는 수확 후 2시간만 지나도 변질되어 버리기 때문에 급속 냉동 해서 판매됩니다. 냉동 제품이라고 해서 거부감을 가질 필요는 없습니다. 오디를 냉동하면 오히려 안토시아닌 농도가 증가하기 때문에 몸에 더 좋습니다. 오디 속의 안토시아닌과 비타민은 수용성이라 물에 잘 우러나오지만 온도가 높으면 비타민이 파괴될 수 있으니 끓이는 것보다는 차갑게 먹도록 합니다. 단 성질이 차기 때문에 평소 복부가 차가운 사람, 수족냉증이 있는 사람, 설사를 자주 하는 사람들은 주의가 필요합니다.

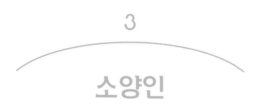

3

소양인

팥

　한때 팥물 다이어트가 유행인 적이 있었는데요. 그래서 너도나도 체질 불문하고 팥물을 물 대용으로 마시다가 과한 이뇨 작용으로 체내 수분이 부족해지고 복통, 설사 등의 부작용을 겪은 사람들을 어렵지 않게 볼 수 있었습니다. 과연 팥은 이렇게 많은 사람이 빠질 정도로 매력적이었던 걸까요? 답부터 말씀드리자면 그렇습니다. 단 소양인이라면 말이죠.

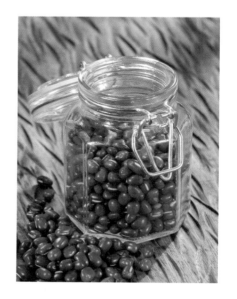

〈효능〉

　　　팥 속에 풍부하게 함유된 사포닌 성분은 소변을 원활하게 배출하는 이뇨 작용을 하여 부기를 빼 주는 데 효과적입니다. 또한 이자의 리파아제의 활성을 억제하여, 지방이 체내로 흡수되는 것을 막아 체중 감량에도 도움이 됩니다. 또한 팥은 칼륨이 풍부한 곡물로 나트륨 배출을 도와주는데요. 이게 무슨 말이냐면, 과식하거나 모처럼 외식을 거하게 한 다음 날 부을 때가 있잖아요. 그런 날 부기 제거에 효과적이라는 뜻이에요. 게다가 단백질, 식이섬유, 비타민B, 미네랄 등 다양한 성분이 있어 혈당과 혈압 조절에도 긍정적인 영향을 줍니다. 참 매력적이죠?

〈복용 방법〉

1. 물 1L에 건조한 팥(혹은 볶은 팥) 30g을 넣고, 15~20분 정도 팔팔 끓인다.

2. 팥물을 식혀 냉장 보관한다.

3. 팥의 하루 적정 섭취량은 15~30g이므로 공복감이 느껴질 때 시원하게 한 잔씩, 하루 3~4잔 정도 섭취한다.

　　　다이어트에는 팥 알갱이보다 팥 껍질이 더 좋은데요. 그 이유는 껍질에 항산화력을 가진 안토시아닌이 더 풍부하고, 식물성 식이섬유가 다량 들어 있어 장운동을 원활하게 촉진시켜 주기 때문입니다. 팥 껍질 추출물을 섭취했을 때 지방분해 호르몬인 아디포넥틴의 농도가 증가했다는 연구 결과도 있습니다.

보리

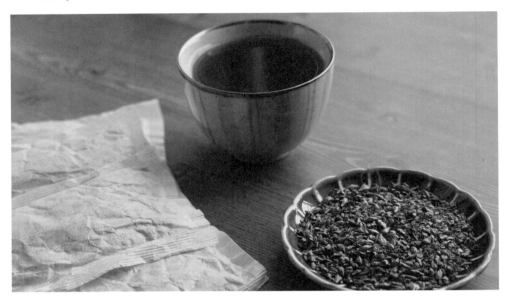

〈효능〉

　　보리차는 식수 대용으로 많이 마시는 차 중 하나입니다. 그만큼 대중화되어 있는 곡물 차인데요. 『동의보감』에도 보리는 기를 보하고, 음식을 소화시켜 위장을 편안하게 하며, 설사를 그치게 해 준다고 기록되어 있습니다.

　　보리의 가장 주목할 만한 성분은 바로 수용성 식이섬유인 베타글루칸입니다. 이것은 포만감을 주어 음식의 섭취량을 줄여 주면서, 소장을 통해 영양소의 소화 흡수를 지연시키기 때문에 비만과 당뇨을 예방하는 데 도움을 줍니다. 즉 식욕 조절과 더불어 소화된 영양소가 빠르게 흡수되는 것을 막기 때문에 다이어트 효과가 있습니다.

　　또한 베타글루칸은 대장 내 미생물에 의해 발효되는데요. 이때 생긴 발효 부산물이 간에서 콜레스테롤 합성을 저해합니다. 혈중 콜레스테롤 수치가 높은 사람들에게도 보리차는 긍정적인 효과를 줄 수 있겠죠?

〈복용 방법〉

1. 물 2L를 펄펄 끓인다.

2. 물이 끓기 시작하면 거름망에 넣은 볶은 보리 50g을 넣는다.

3. 중간 불로 줄이고 5분간 더 끓인다.

4. 보리의 하루 적정 섭취량은 10~20g이므로, 식전에 하루 3~5잔 정도 섭취한다.

소양인의 다이어트에 더할 나위 없는 보리이지만, 주의가 필요한 사람들이 있습니다. 볶은 보리는 젖이 나오지 않게 합니다. 모유 수유 중인 사람들은 복용하지 않도록 합니다.

녹두

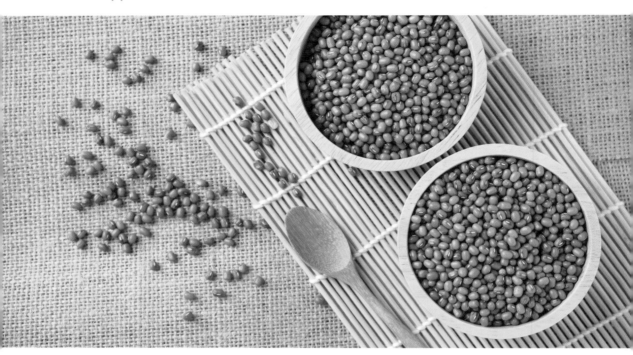

〈효능〉

　　『동의보감』에는 녹두가 성질이 차서 열을 내리고 갈증을 그치게 한다고 기록되어 있습니다. 게다가 지방질이 적고, 단백질 함유량이 높을 뿐만 아니라 섬유질이 풍부하여 장운동을 향상시키고, 포만감을 오래 유지시켜 주기 때문에 다이어트에 도움이 됩니다. 이것만 봐도 소양인 다이어트에 빼놓을 수 없는 식재료겠죠?

　　또한 칼슘과 칼륨을 다량 함유하고 있어 뼈와 치아를 튼튼하게 하고, 혈압을 조절하는 데 도움을 줄 수 있습니다. 최근 해외 연구에 의하면 녹두를 활용한 에탄올 추출물은 동맥경화, 백내장, 알츠하이머 질환과 관련된 최종당화산물을 억제한다는데요. 녹두의 플라보노이드 성분이 항산화, 항염증 작용에 도움을 주기 때문에 유방암과 전립선암 등을 치유하는 데에도 긍정적인 영향을 준다고 해요. 그리고 녹두는 한방화장품의 주재료로 사용되기도 하는데, 녹두가 콜라겐과 엘라스틴의 생성을 도와 피부를 맑게 하고, 피부 노화를 방지하는 작용을 하기 때문입니다.

〈복용 방법〉

1. 녹두를 깨끗이 씻은 후 물 3L에 녹두 20g을 넣고 끓인다.
2. 물이 절반 정도(1.5L)가 될 때까지 우려낸 후 녹두는 체로 걸러 낸다.
3. 식힌 후 냉장 보관한다.
4. 녹두의 적정 섭취량은 15~30g이므로 하루 3번, 식전 혹은 허기질 때 섭취한다.

　　덧붙여 녹두를 절대 피해야 하는 사람이 있습니다. 평소 몸이 차고 소화기관이 약한 사람입니다. 이런 사람들이 녹두를 장기간 복용하면 속이 더 냉해져 소화력을 더 떨어뜨릴 수 있습니다.

유자

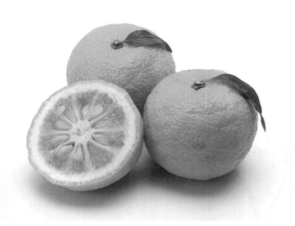
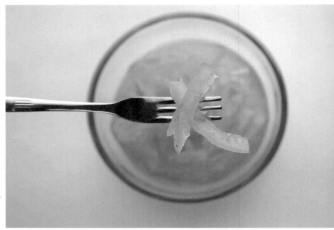

　　새콤달콤한 유자는 과일 자체로 먹기보다는 차로 달여 마시는 게 더 친숙한 열매입니다. 11월이 제철이라서 가을에서 겨울로 넘어가는 환절기에 특히 더 많이 찾는 차이기도 합니다. 시중에서 파는 유자차는 설탕이 많이 들어 있으니 유자만을 이용해 차로 섭취해 보세요.

〈효능〉

　　『동의보감』에도 유자에 대한 기록이 있습니다. 술독을 풀어 주고, 술을 마신 사람의 입에서 나는 냄새를 없애 주며, 위 속의 나쁜 기운도 제거해 주는 효능이 있다고 전해집니다. 유자는 레몬보다 비타민C가 3배나 많이 들어 있습니다. 이 비타민C가 바로 술독을 풀어 주는 데 도움이 되는 것이죠. 그뿐만 아니라 신진대사를 촉진시키고, 피로를 유발하는 젖산의 분비를 억제하여 피로 회복에도 좋고, 피부를 맑고 환하게 해 줍니다.

　　『본초강목』에는 유자가 뇌혈관 장애로 생기는 중풍을 다스리는 데도 좋다고 기록되어 있는데요. 이것은 유자에 들어 있는 헤스페리딘 성분의 역할이 큽니다. 유자의 헤스페리딘은 모세혈관을 보호하고 혈압을 안정시키기 때문에 고혈압과 중풍을 예방하는 데도 효과적이에요. 이외에도 기침, 가래와 같은 인후부 질환이나 골다공증을 예방하는 데도 도움을 줍니다.

〈복용 방법〉

1. 베이킹 소다를 이용해 껍질까지 깨끗이 세척하거나 식초를 탄 물에 10분 정도 넣어 둔 후 깨끗이 씻는다.

2. 절반을 자른 후 씨와 꼭지를 제거하고, 5mm 정도 두께로 자른다.

3. 건조기를 이용하거나 햇볕에 하루 이틀 말린다.

4. 미지근한 물 1.5L에 유자 5~10g을 넣고 상온에서 반나절 이상 우려낸다. 날씨가 더운 여름철엔 상할 수 있으니 하루 정도 냉장실에 보관하면서 우려낸다.

5. 성질이 서늘한 편이라 다량 복용하는 것보다는 하루 식후 3~5잔 정도 섭취하는 것이 좋다.

추운 겨울, 뜨거운 유자차 한 잔이 주는 행복감이 있지요. 하지만 이건 유자차를 잘못 복용하는 겁니다. 유자의 핵심 성분은 비타민C인데 뜨거운 물로 우려내면 파괴될 수 있습니다. 미지근하게 또는 약간 시원하게 마시는 것이 좋습니다.

복분자

한약재는 이름에서 그 효능을 알 수 있는 것들이 있어요. 대표적인 것이 복분자입니다. 이 과실을 먹고 소변을 보는데 그 힘이 강해서 요강이 엎어졌다고 해요. 그래서 붙여진 이름이 바로 엎을 복, 요강 분, 복분자입니다.

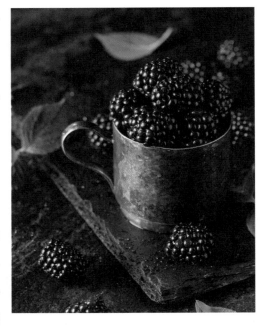

〈효능〉

『동의보감』에도 복분자는 남자의 발기부전과 신장이 허한 것을 보해 주고, 소변을 자주 보는 것을 그치게 하며, 간 기능을 도와 눈을 밝게 해 준다고 기록되어 있습니다. 실제로 테스토스테론(남성호르몬)을 투여하여 전립선비대를 유도한 동물 모델에서 복분자 추출물을 6주간 투여했더니 전립선 무게, 전립선 소포의 상피세포 두께 및 면적 그리고 전립선비대 유발 호르몬인 DHT가 감소했다고 합니다. 이것은 전립선비대에 좋다고 알려진 아연, 마그네슘, 셀레늄과 같은 무기질과 비타민, 아미노산, 폴리페놀 등이 복분자에 다량 함유되어 있기 때문이에요.

복분자의 또 다른 효능은 고지혈증 완화입니다. 고지혈증은 혈액에 중성지방과 콜레스테롤 같은 지방의 함량이 높은 질환인데요. 12주 동안 고지질 식이를 하면서 복분자 추출물을 복용하게 했더니, 대조군에 비해 혈중 콜레스테롤 및 LDL 콜레스테롤 그리고 간 조직에서 총콜레스테롤의 함량이 감소했다고 합니다. 또 체중과 지방량이 현저히 줄어들었음을 확인할 수 있었다고 발표했습니다.

복분자를 술로 담그면 고혈압 완화에 좋습니다. 술이라니 의외죠? 고혈압 완화를 돕는 폴리페놀과 플라보노이드의 함량이 물보다 에탄올 추출물에서 더 높기 때문입니다. 성숙한 복분자의 에탄올 추출물은 혈관을 이완시켜 주는 산화질소(NO)의 생성을 촉진하고 혈관수축 활성을 가지는 ACE 단백질의 발현을 억제해서, 혈관 내피세포의 손상을 보호하고 심장의 변형을 막아 주어 혈압을 낮추는 데 도움이 됩니다. 혈관 손상을 막는다는 것은 혈관의 노화를 막고 튼튼하게 해 준다는 건데요. 이뿐만 아니라 복분자는 항산화 성분이 풍부하기 때문에 활성산소로부터 유발될 수 있는 파킨슨병, 뇌졸중, 피부질환, 암, 치매 등으로부터 인체를 보호해 줍니다.

〈복용 방법〉

① 복분자차 만들기

1. 복분자 12g을 흐르는 물에 깨끗이 씻는다.

2. 물 1.5L에 복분자 12g을 넣고 약한 불로 20분 정도 끓인다.

3. 체로 복분자를 거른다.

4. 식힌 후 냉장 보관한다.

5. 복분자의 하루 적정 섭취량은 6~12g이므로, 하루 식후 3잔 정도 섭취한다.

종이컵 3컵 분량의 물과 복분자 10g을 믹서기에 갈아서 주스처럼 마셔도 좋습니다.

② 고혈압 완화에 도움이 되는 복분자주 만들기

1. 투명한 유리병을 준비하고, 끓는 물에 소독한다.

2. 유리병의 1/3~1/2 정도 되는 분량의 복분자를 흐르는 물에 깨끗이 씻어, 그늘에 말린다.

3. 복분자를 유리병에 넣고, 알코올 도수 25도 담금주로 유리병을 채운다.

4. 밀봉한 뒤 서늘한 곳에서 3~6개월 숙성시킨다.

5. 숙성이 끝나면, 채로 복분자를 거른다.

6. 하루에 소주잔으로 1~2잔 정도 섭취한다.

복분자주는 6개월 정도 되었을 때 가장 맛이 좋습니다.

결명자

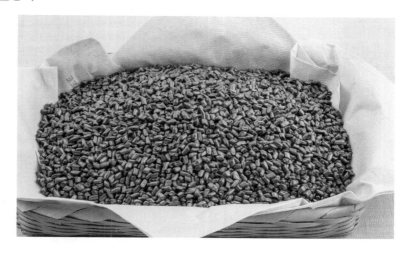

〈효능〉

　　결명자(決明子)는 이름에서도 그 효능을 알 수가 있는데요. '(눈을) 밝게 열어 주는 씨앗'이라는 뜻입니다. 『동의보감』에도 결명자는 눈이 붉고 아픈 것을 치료한다고 기록되어 있습니다.

　　예전부터 현대에 이르기까지 결명자는 눈 통증, 녹내장, 야맹증, 시력 저하 등 안과 질환에 보편적으로 사용되어 왔습니다. 이것은 바로 결명자 속 '안트라퀴논'이라는 성분 때문입니다. 안트라퀴논은 눈 건강에 좋을 뿐 아니라 장내 숙변을 제거하는 데도 효과적입니다. 특히 몸에 열이 많은 사람이 변비가 있거나 소변이 시원하게 나오지 않을 때 도움을 줍니다.

　　연구 결과에 의하면, 결명자는 고지혈증을 예방하는 데도 뛰어난 효능이 있는데요. 흰 쥐에게 4주간 고콜레스테롤 식이를 먹인 후 결명자 추출물을 섭취하게 했더니 대조군에 비해 고지혈증의 원인이 되는 혈중 콜레스테롤과 중성지방의 함량 그리고 간의 지질 함량이 감소했다고 합니다. 바로 결명자에 들어 있는 수용성 식이섬유 덕분입니다.

　　결명자의 수용성 식이섬유는 LDL 콜레스테롤(나쁜 콜레스테롤)은 감소시키고, HDL 콜레스테롤(좋은 콜레스테롤)은 높여 혈중 콜레스테롤 수치를 개선하고, 알코올 섭취에 의한 지방간 또는 손상된 간세포를 회복시켜 줍니다. 혈액을 깨끗하게 하여 혈액순환을 도와주기 때문에 고지혈증뿐만 아니라 고혈압, 동맥경화와 같은 각종 심혈관 질환을 예방하는 데도 도움을 줍니다. 참고로 결명자는 약 50%가 수용성 식이섬유로 이루어져 있다고 하네요(불용성 식이섬유 : 8.8%, 수용성 식이섬유 : 48.3%). 식이섬유 덩어리라고 할 정도로 풍부하게 들어 있죠?

〈복용 방법〉

1. 결명자를 흐르는 물에 깨끗이 씻는다.
2. 프라이팬에 약한 불로 5~10분 정도 볶는다.
3. 물 1L에 밥숟가락으로 1스푼의 볶은 결명자를 넣어 약불로 15분 정도 끓인 후 결명자는 걸러 낸다.
4. 상온에서 식힌 후 냉장 보관한다.
5. 결명자의 하루 섭취 권장량은 6~12g이므로, 식후 3잔 정도 시원하게 섭취하면 좋다.

결명자를 오래 우려낼 경우 쓴맛이 나오기 때문에 15분 정도 끓인 후 바로 걸러 내는 것이 좋습니다. 결명자는 이뇨 작용이 있어 과다 복용 시 체내 수분이 많이 빠져나갈 수 있으니 적정 섭취량을 꼭 지켜 주세요. 또 평소에 대변이 무르고 설사를 자주 하는 사람은 주의가 필요한데요. 이런 사람들은 결명자차를 마시면 몸의 기운이 떨어지고 어지럼증을 느낄 수가 있습니다.

구기자

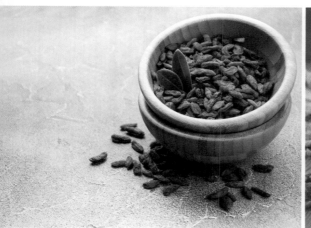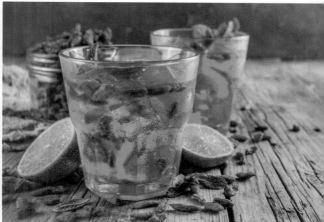

붉은 다이아몬드라는 별칭을 가진 구기자는 과거 진시황제가 불로장생을 위해 먹은 약재로도 유명합니다.

〈효능〉

『동의보감』에는 구기자가 근골을 튼튼하게 하고, 정신을 안정시키며, 얼굴빛을 젊어지게 하고 흰머리를 검게 하며 장수하도록 돕는다고 기록되어 있습니다. 실제로 운동 후에 구기자를 섭취하게 했더니 근육의 질을 상승시키는 글리코겐 수치가 상승하고, 세포의 노화를 방지하는 항산화 효소가 증가했다는 연구 결과도 있습니다. 따라서 운동 효과를 높여 근육과 뼈를 튼튼하게 하는 데 도움을 준다고 할 수 있습니다.

기억력을 높이고 치매를 예방하는 효과도 있는데요. 한 실험에서 지각 능력이 저하된 쥐에게 구기자 추출물을 투여했더니 치매를 유발하는 물질은 감소하고, 학습 능력은 개선되었다는 연구 결과도 있고요. 2015년에 한약재 100여 종을 대상으로 치매에 도움이 되는 약재 선정 실험을 진행했는데, 구기자가 1위로 선정되기도 했습니다. 또한 평균 만 18세 학생들을 대상으로 구기자를 섭취하게 했더니 학습 능력과 집중력, 단기기억력이 상승했다는 연구 결과도 있습니다. 쉽게 말해 구기자는 공부하는 학생부터 치매를 예방해야 하는 노년까지 소양인이 평생 즐겨 먹어도 아깝지 않은 약재입니다.

게다가 구기자의 베타인이라는 성분은 지방 배출을 돕고, 리놀레산 성분은 혈관을 깨끗이 하고 혈당을 낮춰 당뇨를 예방하는 작용도 합니다.

〈복용 방법〉

1. 구기자를 흐르는 물에 가볍게 씻는다.

2. 물 2L에 구기자 20g을 넣고 팔팔 끓인다.

3. 끓어오르면 중간 불로 낮춰 30분 정도 더 끓이고, 구기자를 체로 걸러 낸다.

4. 식힌 후 냉장 보관한다.

5. 구기자의 하루 적정 섭취량은 20g 미만이므로 하루 5~6잔 정도 식전이나 운동 후에 섭취한다.

구지자차는 상하기 쉬우니 꼭 냉장 보관 해 주세요. 식욕을 억제시켜 주는 호르몬인 렙틴 호르몬의 농도를 증가시키기 때문에 식전에 마시면 식사량을 줄이는 데 도움이 됩니다.

구기자는 효능이 너무 많으니 다시 한번 정리하겠습니다.

근육과 뼈를 튼튼하게 하고, 기억력을 개선하고, 치매를 예방하고, 지방을 배출하고, 혈당을 낮추고, 당뇨를 예방한다!

이 정도면 먹지 않을 이유가 없겠죠?

산수유

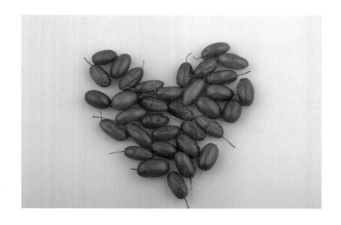

　예전에 공전의 히트를 기록한 산수유 광고가 있었죠. "남자한테 정말 좋은데 어떻게 표현할 방법이 없네"라는 카피였습니다. 남성의 정력에 좋은데 대놓고 말을 못 하겠다, 뭐 이런 의미였는데요. 정말 산수유가 그렇게 남성에게 좋을까요? 네. 그렇습니다. 소양인 남성에게 참 좋습니다.

〈효능〉

　『동의보감』에도 산수유는 신장 기능을 도와 성 기능을 높여 주고, 노인들이 자주 소변을 보는 것을 낫게 해 준다고 기록되어 있습니다. 실제로 산수유에는 18가지의 무기질과 풍부한 칼륨, 칼슘, 마그네슘, 아미노산 등이 들어 있어서 신장을 보호한다고 합니다. 참고로 한의학에서는 신장을 몸의 정(精)을 저장하는 기관으로 꼽고 있습니다. 『동의보감』을 보면, 인체를 이루는 주요 구성 성분을 정(精), 기(氣), 신(神), 혈(血) 이렇게 크게 4가지로 나누는데요. 정(精)이 기(氣)를 생기게 하고 기(氣)는 신(神)을 생기게 하므로, 인체를 다스리는 데 있어 정보다 더 귀중한 것은 없다고 기록되어 있습니다.

　쉽게 말해 신장이 좋지 않으면 힘이 없고, 쉽게 피로하고, 생식 능력이 저하됩니다. 그런데 산수유는 신장 기능을 좋게 하는 만큼 정력과 관계가 있다고 할 수 있겠습니다.

또한 산수유 속 사포닌과 칼륨은 혈압 상승의 요인이 되는 나트륨을 체외로 배출시켜서 혈압을 안정시키고, 혈중 콜레스테롤과 중성지방 수치를 낮춰 혈액순환을 원활하게 해, 동맥경화와 고혈압과 같은 심혈관 질환을 예방하는 데 도움을 줍니다. 산수유에 들어 있는 사포닌은 올레오놀산인데요. 이 성분은 인슐린의 분비를 촉진시켜 당뇨병 환자에게 긍정적인 효과를 주고, 또 빛으로부터 피부를 보호합니다. 또한 산수유는 비타민A가 들어 있어 눈에 쌓인 피로를 풀어 주고 시력을 보호해 줍니다.

〈복용 방법〉

1. 산수유를 흐르는 물에 세척한 후 씨를 제거한다.

2. 씨를 제거한 산수유를 햇볕에 말린다.

3. 물 1.5L에 산수유 30g을 넣고 강한 불로 끓인다. 물이 끓어오르면 30~40분 정도 약한 불로 우려낸다.

4. 상온에서 식힌 후 냉장 보관한다.

5. 산수유의 하루 적정 섭취량은 6~12g이므로 식후 하루 2~3잔 정도 섭취하는 것이 좋다.

산수유는 성질이 따뜻하기 때문에 평소 열이 많은 사람이 과다 복용 할 경우 복통과 설사, 두통을 유발할 수 있으니 주의해 주세요.

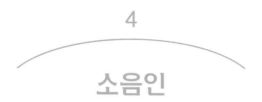

소음인

꿀

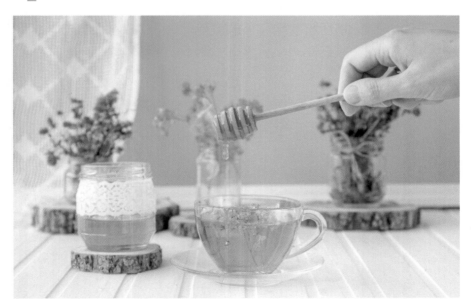

〈효능〉

　　꿀은 한의학에서 백밀이라고 합니다. 『동의보감』에 의하면 오장육부를 편안하게 하고,
기를 돋우고 중초를 보한다고 기록되어 있는데요. 해석하면 인체 면역력을 높이고, 속이 차서
소화가 안 되거나 구역질이 날 때 도움이 된다는 의미입니다. 실제로 꿀에는 각종 비타민, 무기
질, 단백질 등이 함유되어 있어 신진대사를 올려 줘요. 너무 피곤하고 면역력이 떨어져 입이나
코 주위가 헐었을 때, 허약한 사람이 기침이 떨어지지 않을 때도 효과를 볼 수 있습니다.

〈복용 방법〉

미지근한 물에 꿀을 타서 섭취한다.

　　꿀은 너무 뜨거운 물에 타면 영양소가 파괴되니까 주의하세요. 꿀차에서 물의 양은 상
관없습니다. 기호에 맞게 진하거나 연하게 만들어 마시면 됩니다. 단 꿀의 하루 적정 섭취량은
20g 이하이니 이것만 지켜 주세요. 꿀은 기본적으로 성질이 따뜻한 편이라 몸에 열이 많은 사
람은 과다 복용하지 않도록 하고, 만 1세 이하의 아기는 꿀을 절대 피해야 합니다. 꿀은 아기의
미성숙한 내장에 들어가 치명적인 독소를 만들 수 있어요.

귤피

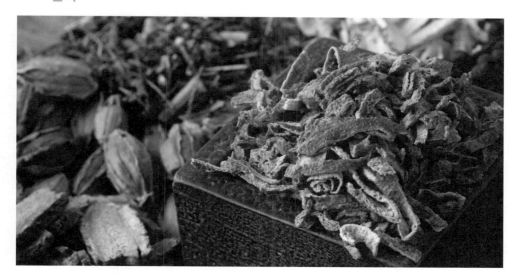

귤껍질을 말린 것을 귤피, 진피라고 합니다. 묵힌 것일수록 약효가 좋습니다.

〈효능〉

따뜻한 성질인 귤피는 소화 장애가 있을 때 소화를 도와주며, 기를 순환시키는 역할을 합니다. 그래서 가슴이 막혀서 답답하거나 기침하는 증상을 완화하는 데 도움을 줍니다. 또한 이뇨 작용이 있어 소변의 양이 적고 잘 붓는 소음인의 부종에 효과적입니다.

연구에 따르면, 귤피에 있는 '테레빈유'라는 성분은 세포의 노폐물 배출을 양호하게 하여 다이어트와 복부 비만을 억제하고, 헤스페리딘은 모세혈관을 튼튼하게 하여 동맥경화나 고혈압 등 심혈관 질환과 뇌졸중을 예방하는 데 좋다고 밝혀졌습니다.

〈복용 방법〉

1. 베이킹 소다를 이용하여 귤껍질을 깨끗하게 세척한다.

2. 귤껍질을 채 썰어 상온에서 말린다.

3. 따뜻한 물 한 잔에 건조된 귤껍질 3g을 넣고 우린다.

4. 하루에 3잔, 식후에 섭취한다.

상온에서 오래 보관할수록 약효가 높아지기 때문에 오래 말릴수록 좋습니다. 한약재로는 보통 3년 이상 보관한 것을 사용할 정도니까요. 가슴의 뭉친 기운을 풀어 주고, 소화를 돕기 때문에 식후에 마시는 것이 좋습니다.

대추

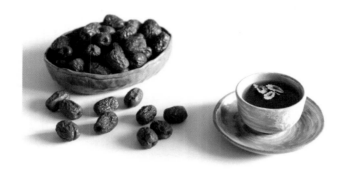

〈효능〉

　　『동의보감』에 의하면 대추는 속을 편안하게 해 주고, 오장을 보하며, 진액을 보충해 12경맥을 돕는다고 합니다. 선조들은 대추를 원기 회복을 위해 복용하곤 했는데요. 특히 몸이 차고 소화기관이 약한 사람에겐 보약으로도 사용됩니다. 연구에 따르면 대추는 항산화 성분인 폴리페놀과 플라보노이드 함량이 높아 노화를 막아 주고, 피부를 곱게 하는 데도 도움을 준다고 해요. 또한 대추의 단맛은 심신 안정 효과가 있어 불면증, 불안증 등에 좋습니다.

〈복용 방법〉

1. 말린 대추를 흐르는 물에 세척하고, 절반을 가위로 잘라 씨를 제거한다.

2. 물 2.5L에 대추 20g을 넣고 뚜껑을 덮어 팔팔 끓인다.

3. 끓기 시작하면 약불로 줄여 40분 정도 더 끓인다.

4. 고운체로 거른 후 걸러진 대추를 고운체 위에서 으깨어 준다.

5. 하루 2~3번 식전에 섭취한다.

대추차는 기호에 맞게 한 번 더 끓여 진하게 마셔도 됩니다. 으깬 대추도 차에 넣어 함께 마셔 보세요. 몸에도 좋고, 맛도 한층 더 진해집니다. 대추차는 식전에 복용하면 단맛으로 인해 포만감이 생겨 식단 조절에 도움을 받을 수 있습니다.

단, 대추 자체가 성질이 따뜻한 만큼 몸에 열이 많거나 목이 마르면서 변비가 심한 사람은 먹지 않는 것이 좋습니다. 또한 불면증이 있거나 숙면이 어려운 사람은 대추를 달일 때 멧대추의 씨(산조인)를 볶아서 같이 넣으면, 수면에 더욱 도움을 받을 수 있습니다.

생강

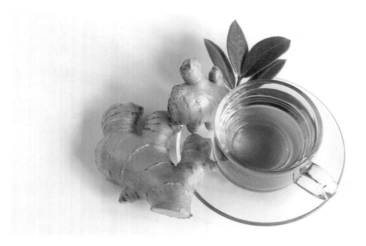

〈효능〉

　『동의보감』에 의하면 생강은 오장육부를 잘 통하게 하고, 비위를 따뜻하게 하여 소화를 돕기 때문에 체해서 구토하고 설사하는 증상을 다스린다고 합니다. 또한 으슬으슬 한기가 느껴질 때도 생강을 활용하면, 몸에 열을 내면서 땀을 살짝 나게 하여 한기를 몰아내기 때문에 감기 예방에도 효과를 볼 수 있습니다.

　연구에 의하면, 생강은 혈중 콜레스테롤 수치를 낮추는 데도 도움이 되고, 장의 찬 기운을 몰아내어 장내 유익균의 생존과 증식을 유도하여 대장암 예방에도 좋다고 합니다. 특히 한의학에서는 말린 생강을 건강이라고 하는데요. 이렇게 생강을 말리면 매운맛을 내는 성분인 진저롤이 쇼가올 성분으로 변하는데, 쇼가올 성분은 장의 벽을 자극하여 장의 혈액순환을 촉진해 장 온도를 높여 준다고 합니다. 장의 온도가 높아진다는 것은 인체 면역력이 상승한다는 의미이기도 합니다.

〈복용 방법〉

1. 생강을 마디마디 잘라서 껍질을 벗긴다.

2. 흐르는 물로 씻고, 얇게 절편으로 자른다.

3. 자른 생강을 햇볕에 1~2일 말린다. 이때 프라이팬에 약불로 10~15분 생강의 수분을 제거해
   주면 더 빨리 건조시킬 수 있다.

4. 생강 절편 2~5쪽을 따뜻한 물 한 잔에 넣고 식후에 섭취한다.

물의 양은 상관없습니다. 기호에 따라 진하게 또는 연하게 마시면 되지만 생강 일일 권장 섭취량인 3~9g을 넘지 않도록 주의하세요. 말린 생강을 믹서기에 넣고 갈아서 가루로 만들어 먹는 방법도 있습니다. 이때는 따뜻한 물에 티스푼 1~2숟가락 정도를 넣으면 적당합니다.

생강은 성질이 따뜻해 몸에 열이 많은 사람이 생강을 장기간 복용하면 눈병이 생기고 근력이 떨어질 수 있으니 주의해 주세요.

계피

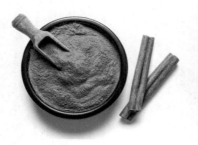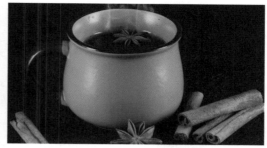

한 번쯤 한정식집 같은 곳에서 식후에 나오는 수정과를 먹어 봤을 겁니다. 그 수정과의 향이 바로 계피 향입니다. 수정과에는 설탕이 많이 들어가니 계피차를 만들어 먹어 보세요.

〈효능〉

『동의보감』에 계피는 맛이 달면서 맵고, 성질이 따뜻하기 때문에 속을 따뜻하게 해 주고, 혈맥을 통하게 한다고 기록되어 있습니다. 그래서 손발이 시리거나 허리와 무릎이 시리고 아플 때, 배가 차가우면서 아플 때, 소화가 안 되는 등의 증상에 응용해 볼 수 있습니다. 또한 계피는 혈액 속 중성지방 수치를 개선해 주고 심혈관 질환 예방에 도움이 됩니다. 미국에서 계피를 매일(40일간 1/4티스푼) 섭취했더니, 중성지방은 30%, 콜레스테롤은 20% 감소했다는 연구 결과도 있습니다. 항산화 성분인 폴리페놀을 함유하고 있어 면역력 향상에도 도움이 됩니다.

〈복용 방법〉

1. 물 1L에 계피 10g을 넣고, 15~20분 끓인다.
2. 계피의 하루 적정 섭취량은 4~12g이므로 하루 2~3번 식후에 섭취한다.

계피는 낙태시키는 작용이 있기 때문에 임신부나 월경량이 많은 날에는 피하는 게 좋습니다.

당귀

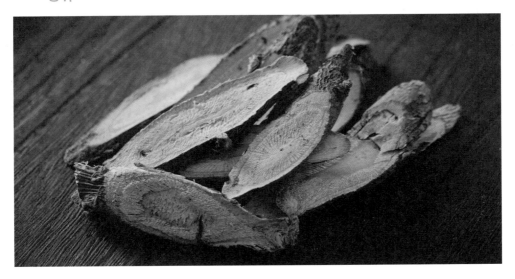

〈효능〉

　『동의보감』에서 이르길 나쁜 피는 부수고, 새로운 피를 생겨나게 하며 오장을 보한다고 합니다. 특히 여성에게 활혈, 보혈의 효과가 있어 조선 시대 때부터 혈액순환이 안 되고 혈액이 부족하여 생기는 증상, 생리 불순이나 생리통, 산후 조리 등에 널리 사용해 왔습니다. 특히 혈액에서 산소 운반을 책임지는 적혈구의 생성을 도와 몸 구석구석까지 세포에 깨끗한 산소를 공급하도록 도와줍니다. 당귀가 혈액 내 중성지방 감소 및 콜레스테롤 합성을 억제해 고지혈증 예방에 도움이 된다는 연구도 있습니다.

　또 대장의 연동운동을 촉진시켜 대변을 잘 나가게 하기 때문에 소음인들의 변비를 완화하는 데도 도움을 줄 수 있어요.

〈복용 방법〉

1. 당귀 15g을 흐르는 물에 깨끗이 세척한 후 잘게 자른다.

2. 프라이팬에 약불로 10분 정도 볶는다.

3. 미지근한 물 1L에 볶은 당귀를 넣고 우려서 섭취한다.

　　　뜨거운 물 또는 미지근한 물에 1시간 이상 우려낸 후 마셔도 괜찮습니다. 하루 적정 섭취량은 6~15g이니 꼭 지키도록 하고, 설사할 때는 복용하지 않습니다.

감초

'약방에 감초'라는 말 들어 보셨나요? 어떤 일에 빠짐없이 끼어드는 사람 혹은 꼭 있어야 하는 물건을 비유적으로 이르는데요. 한의원이나 한약방에 가면 감초는 꼭 있다는 데서 유래되었다고 합니다. 저도 그렇지만 아마 감초를 안 쓰는 한의원은 없을 거예요. 그만큼 효능이 정말 다양합니다.

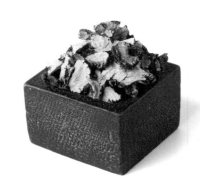

〈효능〉

『동의보감』에 감초는 맛이 달고 성질이 평하며, 모든 약의 독을 풀어 주고 조화시킨다고 기록되어 있습니다. 연구에 의하면 감초는 해독, 항염, 항알레르기 작용과 더불어 혈액 속 콜레스테롤 수치를 감소시키는 데도 도움이 된다고 합니다.

감초의 효능은 크게 3가지로 정리해 볼 수 있는데요. 첫 번째는 위궤양, 만성위염, 위경련 등 소화 장애를 해결합니다. 두 번째는 심장의 기능을 보해, 가슴이 두근거리는 증상에 사용합니다. 마지막으로 목이 아프거나 부으면서 기침을 하는 증상, 기관지염증을 다스리는 데도 도움을 줄 수 있습니다. 특히 인후부 통증에는 감초와 도라지를 함께 섭취하면 더 큰 시너지 효과를 볼 수 있어요.

〈복용 방법〉

물 1L에 감초 9g 넣고 20분 정도 중불에 달인다. 감초의 하루 섭취 권장량은 2~9g이므로 식전 식후 관계없이 하루 1~2잔 섭취한다.

참고로 감초는 생것과 볶은 것의 성질과 효능에 차이가 있습니다. 생감초는 성질이 서늘하고 해열 및 해독 작용이 있습니다. 감초를 노랗게 볶으면 성질이 따뜻해지고, 소화작용을 돕고 기운을 보하는 기능이 상승합니다. 따라서 몸 상태에 맞게 적절히 활용하면 됩니다.

앞서 소개한 차들도 마찬가지지만 감초는 특히 하루 권장량을 꼭 지켜야 합니다. 권장량을 초과하여 오랜 기간 복용하면 부종과 고혈압을 유발할 수 있습니다.

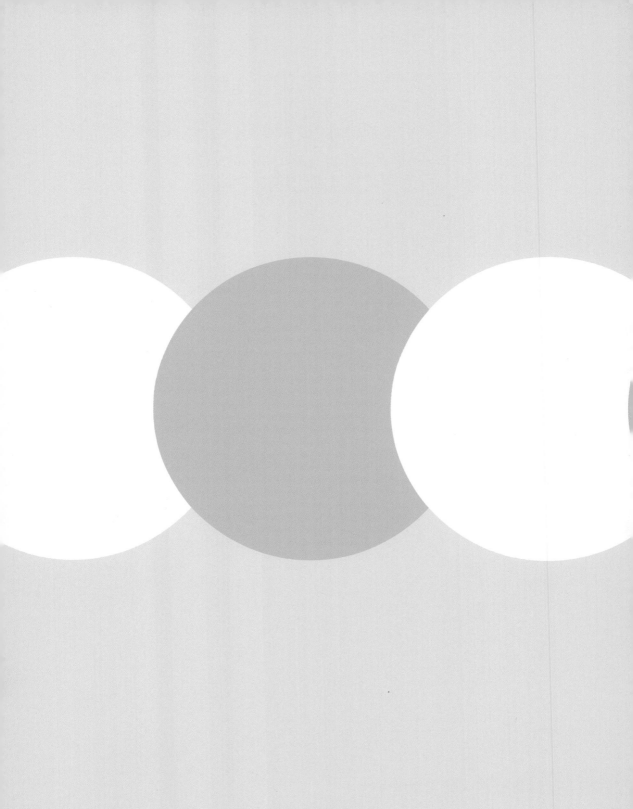

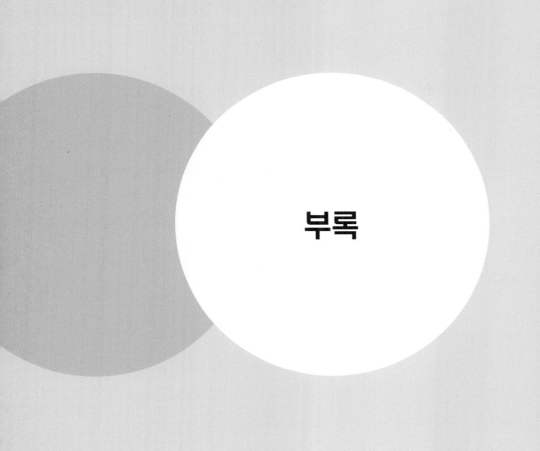

부록

부록 1

머슬마니아 - 극한의 고통과 마주할 준비가 되어 있는 당신에게

다이어트에 성공하고 스스로도 만족할 만한 몸을 만들고 나면 최인서 작가처럼 머슬마니아에 도전하거나 보디 프로필을 찍고 싶은 분들이 있을 거라고 생각합니다. 하지만 구체적인 정보를 찾기는 쉽지 않지요.

그래서 이번 부록에서는 인터뷰 형식으로 머슬마니아와 보디 프로필에 대한 정보를 전달하고자 합니다. 인터뷰이는 최인서 작가와 현재 머슬마니아 대회 심사위원으로 활동하는 허고니 트레이너입니다. [편집자 주]

Q. 허고니 선생님 자기소개를 부탁드립니다.

허고니(이하 허) : 현재 피트니스 H를 운영하고 있습니다. 필라테스 강사이자 머슬마니아 대회 준비 팀의 코치를 맡고 있고요, 머슬마니아 대회 심사위원으로도 활동하고 있습니다. 2016년 세계 머슬마니아 대회 비키니 부분에서 2위를 했어요.

Q. 머슬마니아 대회도 분야가 다양하죠. 어떤 분야가 있고, 최인서 작가님은 어디에서 입상한 건가요?

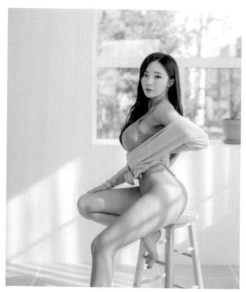

▶ 허고니 보디 프로필

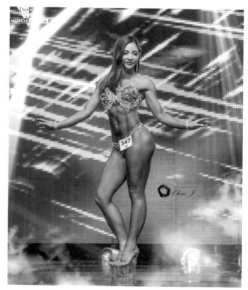

▶ 머슬마니아 대회 당시

최인서(이하 최) : 머슬마니아 대회는 보디빌딩, 클래식, 피지크, 피규어, 모델(스포츠/커머셜), 미즈비키니 등 총 6개 종목이 있습니다. 여성분들이 많이 나가는 종목은 피규어, 커머셜 모델과 스포츠 모델 중 하나 그리고 미즈비키니 이렇게 3종목인데요, 저는 스포츠 모델에서 4위에 입상했습니다. 참고로 국내 대회였고요. (웃음) 각 종목의 특징에 대해 대략 말씀드리자면 피규어는 여성이어도 식스팩과 더불어 근육이 잘 발달되어 있는지, 근육의 분리가 잘되어 있는지를 봅니다. 이 분야에 출전하는 분들은 대부분 오랜 기간 운동을 해서 근육이 많이 발달해 있어요. 가끔 운동을 하다가 근육이 너무 잘 붙어서 이 종목으로 출전하시는 분도 있고요.

커머셜 모델은 일반 모델이지만, 근육의 탄탄함이 있는 몸매라고 생각하면 될 것 같습니다. 소위 식스팩보다는 11자 복근을 선호하고, 몸에 지방이 적당히 있어 여성적인 아름다움도 있어야 합니다. 그리고 입상하신 분들을 보면 다리도 길고 얼굴도 매력적이에요.

제가 출전한 스포츠 모델은 피규어와 커머셜 모델의 중간이라고 보면 될 것 같아요. 커머셜 모델보다는 근육이 좀 많고, 피규어 종목보다는 여성미를 좀 더 보는 종목. 커머셜 모델에서 입상한 모델분들이 운동을 좀 더 해서 스포츠 모델로 지원하는 경우가 많습니다. 아니면 저처럼 여성성이 어중간할 때…?(웃음)

마지막으로 미즈비키니인데요. 이 종목이 가장 여성성을 많이 봅니다. 제가 미스코리아를 실제로 본 적은 없지만, 인형 같다고 생각한 선수들이 거의 이 종목에서 입상한 것 같아요. 무대 위에서의 끼와 재능, 즉 스타성도 함께 반영되는 것 같아요.

사실 이 설명도 정확하다고 할 순 없어요. 좀 더 구체적이고 정확한 정보를 알고 싶다면 머슬마니아 코리아 카페(아래 링크)를 참고하는 게 좋습니다.

https://cafe.naver.com/muscle

Q. 머슬마니아 심사 위원은 어떻게 될 수 있나요?

허 : 보통 협회에서 연락이 와요. 대부분 세계 대회에 나가서 입상한 사람이고, 연예인도 가끔 있어요. 참고로 말씀드리면 머슬마니아 국내 대회는 상반기와 한반기에 한 번씩 있고요. 자국에서 입상하면 세계 대회에 진출할 수 있습니다.

Q. 앞에서 대회 준비 팀의 코치를 맡고 있다고 하셨는데, 보통 대회에 나가려면 어떤 준비를 하나요?

허 : 몸을 만들어 주는 트레이너도 있고, 저는 주로 무대 위에서 펼치는 퍼포먼스, 워킹, 포즈를 담당하고 있습니다.

최 : 몸을 만들어야 한다는 의미는 대부분 아실 테고, 포즈와 워킹 등에 대해서 조금 구체적으로 말씀드릴게요. 대회마다 포징의 심사 기준이 다 다릅니다. 예를 들어 발을 벌리는 것이 머슬마니아에서는 마이너스지만, 다른 대회에서는 상관이 없는 경우가 있어요. 그렇기 때문에 심사 기준에 맞는 포즈를 준비해야 합니다.

워킹은 17cm 힐을 신은 채 걷고, 포즈를 잡는 것을 말합니다. 대략 17cm 힐의 유리 구두가 마치 내 발인 것처럼 느껴질 때까지 걷는 것에 적응해야 한다고 이해하면 될 것 같아요. 아무리 몸이 좋고 헤어와 메이크업이 예뻐도, 힐을 신고 무대에 올라 어정쩡하게 걷거나 넘어지면… 당연히 마이너스겠죠?

Q. 보통 대회 준비하면서 사람들이 가장 힘들어하는 것은 무엇이고, 어떻게 도움을 주나요?

허 : 사람마다 조금씩 다르긴 한데 대부분 식단으로 힘들어하는 것 같아요. 운동 강도에 심리적인 부담감을 느끼는 사람도 있고, 대회가 얼마 남지 않았는데 보디 컨디션이 완벽하지 않아서 힘들어 하는 사람도 있고요.

사실 머슬마니아 대회를 준비하는 것은 정말 상상 이상의 고통이에요. 극한의 힘듦을 이겨 내야 하는 일이거든요. 그리고 이 과정은 저희가 최대한 돕는다고 해도 결국엔 스스로 할 수밖에 없는 일입니다. 배고픔을 참고, 운동을 하는 걸 저희가 대신해 줄 수는 없잖아요. 그런 점에서 저희의 가장 핵심 역할은 대회에 참가하겠다고 마음먹은 사람이 최대한 할 수 있는 데까지 하게 하는 것이 아닐까 싶어요.

Q. 허고니 선생님이 머슬마니아 준비 과정을 극한의 고통이라고까지 표현했는데, 정말 그런가요? 어떻게 이겨 냈나요?

최 : 당시 헬스장이 신사역 근처에 있었는데 그 앞에서 한 세 번 정도는 엉엉 울었던 것 같아요. 일은 해야지, 운동도 해야지, 그런데 먹는 건 마음대로 못 먹지. 그 와중에 몸은 생각대로 안 나오는 것 같지…. 이런 복합적인 상황에 처해지거든요. 보니까 저만 그런 게 아니라 대부분 한 번씩은 울더라고요. 나중에는 울면서 운동한 때도 있었어요. 울면서도 울 시간이 없다고 생각했거든요. 이러면서 같이 운동하는 팀원들과 엄청 친해졌습니다.

어떻게 이겨 냈냐…. 스스로 마음을 다잡는 게 가장 중요한 것 같아요. 대회에서 입상한 자신을 상상하기도 하고요. 가장 도움이 되는 건 역시 같이 운동하는 친구들과의 수다인 것 같습니다. 대회 준비가 힘들다고 하지만 사실 이게 어느 정도인지는 겪어 보지 않으면 와닿지 않거든요. 그래서 같은 처지에 있는 친구들끼리 가장 이해도 잘하고, 공감도 하게 돼요. 아직도 고구마말랭이 먹으면서 운동 중간중간에 동료들과 힘들어 죽겠다며 하소연하고, 대회 끝나고 빵지 순례 할 목록 작성한 거 공유하고, 먹는 상상하면서 행복해서 소리 지르던 기억이 나요.

허 : 머슬마니아 대회는 직업이 없는 사람들이 준비해도 힘든 과정이에요. 그런데 대부분은 일이 있잖아요. 그래서 자는 시간도 줄여야 하고, 식단도 참아야 하고, 몸은 힘든데 다음 날엔 또 출근을 해야 하고…. 이 과정을 반복해야 하는 만큼 정말 쉽지 않아요.

Q. 머슬마니아 대회를 어떤 분들한테 추천하나요?

허 : 저는 상담하면서도 웬만하면 추천 안 해요. 머슬마니아는 본인 의지가 가장 중요해요. 의지가 100%여도 중간에 포기하는 경우가 부지기수인 만큼 본인 의지가 강하지 않으면 이끌어 가기 힘들거든요. 본인이 꼭 나가고 싶다고 하면 그 이후에 최선을 다해서 돕습니다.

최 : 어? 저는 허리가 아파서 운동 시작했다가 PT 선생님의 추천으로 나가게 되었는데요. (웃음) 잘되면 병원 홍보도 될 것 같았죠. 참고로 저의 PT 선생님은 허고니 선생님의 남편분이십니다. (웃음)

허 : 앗! 저희 남편이 추천했나요?(웃음) 저랑 관점이 좀 다르네요. (웃음)

Q. 구체적인 준비 과정에 대해 좀 얘기해 보겠습니다. 준비 기간과 몸을 만드는 것, 식단 등등 구체적으로 말씀해 주세요.

최 : 저는 살이 많이 찐 상태에서 다이어트를 위해 운동을 시작했기 때문에 좀 오래 걸린 편인데요. 6개월 정도 준비했어요. 첫 3개월은 살을 빼는 데 집중했습니다. 유산소운동을 더 많이 했고, 근력은 자세 교정 정도. 무리하게 무게를 올리지 않았습니다. 컨디션이 안 좋으면

맨몸 운동을 하기도 했고요. 그러다가 대회 3개월 전부터 근력 운동 위주로 진행했어요. 유산소운동을 할 시간이 없기도 했지만요. 제가 병원 진료를 보면서 대회 준비를 해야 했기 때문에 운동할 수 있는 시간은 하루 3시간이 전부였어요. 그래서 2시간 근력 운동 하고, 1시간은 워킹과 포징 연습을 했습니다.

식단은 아주 간단했어요. 방울토마토와 양배추는 마음껏 먹고, 닭 가슴살과 고구마는 각각 500g씩 먹었습니다. 근력 운동 전에 고구마 위주로 먹고, 근력 운동을 하고 나서는 닭 가슴살 먹고요. 물은 하루에 2L씩 꼭꼭 마시고. 가장 중요한 건 3개월간 이 식단을 지켰다는 거죠. 몇 번 빼고. (웃음) 운동도 운동이지만 식단 지키는 게 정말 힘들었습니다.

근력 운동은 하체 위주로 진행하고, 상체는 광배근 정도. 보통 팔뚝 같은 곳은 거의 마지막에 만드는 편이에요. 대회가 가까워지면 지방이 많이 빠져 있는 상태이기도 하고, 근육 자체가 작기 때문에 조금만 운동해도 쉽게 만들어집니다.

허 : 식단은 정말 다양한데 인서 같은 경우는 탄수화물을 많이 섭취한 편이고요. (웃음) 보통은 탄수화물 음식 300g, 단백질 음식 300g, 나머지는 채소 정도로 틀을 잡아요. 대표적인 탄수화물 음식에는 현미밥과 고구마가 있고, 단백질 음식에는 닭 가슴살, 달걀, 지방이 없는 소고기 부위가 있습니다. 대회 준비 기간은 보통 체형이라고 가정할 때 남자는 좀 오래 걸리는 편이고요, 여성들은 대부분 3개월에서 6개월 정도 준비하는 것 같아요. 일반적인 운동 시간은 일주일에 6일, 하루에 3시간에서 4시간은 해야 하고요.

Q. 대회 입상 기준은 어떤 것이 있을까요? 체지방은 몇 % 이하여야 하고, 근육량은 얼마 이상이여야 한다는 게 있나요?

허 : 딱 정해진 건 없습니다. 심사 항목이 총 4가지인데 모두 평균 이상을 해야 가능성이 있어요. 보디라인, 무대 표현력, 다이어트 같은 것들을 적당하게 골고루 신경 써야 해요.

최 : 맞아요. 사람들이 오해하는 게 대회에 나간다고 하면 매일매일 인바디를 측정할 것

같지만 그렇지 않습니다. 그것보단 사람들의 '눈'에 어떻게 보이느냐가 훨씬 중요하거든요. 저는 대회 끝나고 나서 피자 한 판 먹고 재 봤는데 체지방은 10kg 미만이었고, 근육량은 표준보다 높았어요.

Q. 얘기를 들어 보니 대회에 출전하려면 혼자서는 무리인 것 같고, 전문가의 도움이 꼭 필요할 것 같은데요, 그런 곳을 찾을 수 있는 방법이 있나요?

허 : 본인이 출전하고 싶은 대회에 나가 본 경험이 있거나 선수를 키워서 내보낸 선생님들이 있어요. 아무래도 그런 사람을 찾아가는 것이 가장 빠르죠. 요즘엔 그런 경력이 있는 분들이 인스타나 블로그를 하기도 하고, 관련해서 인터뷰를 하는 경우도 있으니 관심이 있다면 찾아보는 것도 방법입니다.

Q. 옷, 헤어, 메이크업 등 준비할 것이 많은 것 같은데요, 어떻게 알아볼 수 있나요?

최 : 보통은 워킹과 포징을 가르쳐 주는 선생님이 비키니와 헤어 메이크업, 네일, 태닝숍 등의 업체를 추천해 주세요. 그중에서 선정하는 게 가장 간편하죠. 보통 대회에 몇 번 출전해 본 사람들은 본인이 알아본 업체랑 하기도 하고요. 요즘에는 대회 나가는 선수들의 SNS를 좀 찾아봐도 쉽게 정보를 얻을 수 있는 것 같더라고요.

Q. 대회 준비하는 데 비용은 얼마나 들었나요?

최 : 헤어&메이크업은 대회 당일 의상 체인지에 따른 헤어 메이크업 수정을 포함하여 50만 원 내외. 이건 업체마다 다를 것 같아요. 그런데 비용이 비싸다 보니 보통 2~3명 정도의 친구들이 같이 신청을 해요. 물론 만족도를 높이겠다는 선수들은 혼자서 비용을 부담하는 경우도 있고요. 헤어나 메이크업 체인지를 스스로 하는 분들도 계시고요. 그럼 따로 비용이 들지 않죠.

태닝은 2018년 기준 30만 원(8~10회) 정도였습니다. 근육을 잘 보여 주기 위해서 태닝을 합니다. 약간 까무잡잡해야 더 탄력적으로 보이기도 하고요.

비키니(의상) - 이건 정말 천차만별입니다. 의상 하나에 보통 30~100만 원 정도라고 생각하면 될 것 같아요. 물론 날개를 달거나 보석이 많이 들어가면 200만 원 이상 하기도 합니다. 저는 비용이 너무 부담되기도 하고, 연습을 하다 보면 비키니 보석이 떨어지거든요. 그래서 직접 동대문 종합시장에 가서 보석을 사다가 붙이기도 했어요.

Q. 마지막으로 머슬마니아에 도전하고 싶은 독자들을 위해 한마디 해 주세요.

허 : 현업에 있다 보면 스타가 되고 싶거나 연예인이 되고 싶은 친구들이 오는 경우가 많아요. 대회에 입상하면 여러 곳에서 자기를 찾을 거라고 생각하거든요. 물론 입상 타이틀이 있으면 어느 정도는 도움이 되는 것은 맞지만 사실 이것만으로 인생이 크게 달라지는 경우는 많이 없어요. 그런 점에서 자기만족이나 머슬마니아라는 버킷 리스트를 채운다는 마음으로 도전하면 좋겠습니다. 어쨌든 이걸 한번 도전해 보면 분명 그전과는 달라진 스스로를 느낄 수 있을 테니까요.

최 : 머슬마니아는 대회에 참가하는 그 자체로 정말 대단한 것이라고 생각합니다. 본인의 한계를 뛰어넘는 거예요. 이게 어떤 의미가 있는지는 스스로가 찾아야 하고, 사람마다 다를 겁니다. 하지만 한번 참가해 보면 분명 삶을 대하는 자세가 달라질 거라고 생각해요. 대회를 준비한다는 것은 결국 몰입하고, 성취하고, 열심히 운동을 계속해 나가고, 잘못된 자세를 교정하면서 부족한 것을 채워 가는 과정이거든요. 한계도 넘어 본 사람이 계속 넘는 것 같아요.

허고니 트레이너 인스타그램 : @lucy__pilates

부록 2

보디 프로필 - 가장 아름다운 순간을 영원히 남기다

이번 「부록 2 보디 프로필」 편에서 최인서 작가와 인터뷰에 함께한 분은 현재 스타 원바디를 운영하는 포토그래퍼 김남용 님입니다. 김남용 님은 현재까지 500명 이상의 사람의 보디 프로필을 찍었습니다.

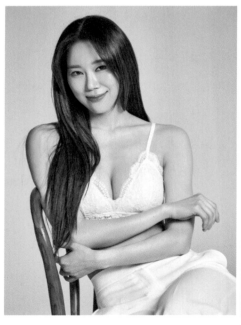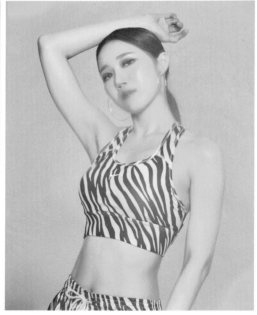

Q. 작가 입장에서 봤을 때 일반 사진을 찍는 것과 보디 프로필을 찍는 것은 좀 다른가요?

김남용(이하 김) : 같은 인물 사진이지만 일반 사진을 찍을 때는 모델의 느낌과 의상 콘셉트를 중점으로 촬영을 진행합니다. 보디 프로필은 모델의 근육과 몸의 라인을 중심으로 촬영하고요. 이게 가장 큰 차이인 것 같습니다.

Q. 보디 프로필 촬영의 대략적인 진행 순서는 어떻게 되나요?

김 : 우선 모델이 촬영하고자 하는 콘셉트를 정하는 게 좋습니다. 내가 정한 콘셉트에 맞는 스튜디오를 찾는 것이 그다음이고요. 예약 전에 궁금한 점이나 정한 콘셉트에 대해서 구체적으로 상담을 받은 후 예약금을 입금합니다. 저희 업체 같은 경우는 보통 2~3가지 콘셉트로 진행하고, 대략 500~1,000컷 촬영합니다. 이후에 원본은 다 전달하고, 모델이 5~7장을 고르면 그 사진을 수정해서 최종적으로 전달합니다.

아주 기본적인 사진 수정 외에 2차 수정에서는 구체적으로 의견을 전달하면 그에 맞춰 추가 작업을 합니다. 촬영하고 사진을 받는 데까지 대략 4주 예상하면 될 것 같아요.

Q. 보디 프로필을 잘 찍기 위한 팁이 있을까요?

최 : 우선 몸을 잘 만드는 것이 기본입니다. 그런데 몸이 생각만큼 만들어지지 않는 경우도 있겠죠. 그렇다면 옷 스타일링으로 적절히 가릴 곳은 가리고, 보여 줄 곳은 보여 주는 방식으로 가면 됩니다. 예를 들어, 여성분들은 다이어트를 하다 보면 생리 주기가 왔다 갔다 할 수 있어요. 보디 프로필 때 생리가 와서 몸이 부어 있을 수도 있고요. 속상한 일이지만 그렇다고 예약을 취소할 수도 없잖아요. 이럴 때는 차라리 볼륨감을 드러내는 방향으로 가서, 복근은 살짝만 보이면서 몸 전체 라인이 아름답고 건강하게 보이는 콘셉트를 잡는 식이죠.

보통 몸을 만들 때 힙업이 가장 어려운데요. 몸 상하좌우의 균형이 맞은 상태에서 마지막에 완성되는 근육이라 단기간에 만들기가 어려워요. 그럴 땐 유리 구두나 높은 힐로 최대한 라인을 만들어 주면 됩니다. 이런 식으로 자기 몸을 잘 파악한 다음 약점은 가리고, 장점을 부각할 수 있는 방법을 생각해 보면 좋을 것 같아요.

김 : 아무리 멋진 콘셉트라도 본인이 소화를 제대로 못 하면 소용이 없다는 점을 말씀드리고 싶어요. 촬영 전에 미리 포즈 연습을 하는 게 좋습니다. 전문 모델이 아닌 이상 촬영장에서 바로 하는 것은 쉽지 않거든요. 그리고 피부는 조금이라도 태닝을 하는 것을 추천하는 편입니다. 태닝을 하지 않으면 사진상으로 근육을 표현하기가 어려워요. 또 촬영할 때 아무것도 안 먹는 분이 많은데요, 근육이 잘 보이려면 음식을 먹는 게 좋습니다. 이런 준비를 충분히 하고, 촬영 때 카메라를 향해 최대한 자연스럽게 포즈를 잡으면 멋진 보디 사진을 남길 수 있을 거라고 생각합니다.

Q. 좋은 보디 프로필을 찍으려면 몸도 몸이지만 좋은 작가를 만나는 것도 아주 중요할 것 같은데요. 팁이 있을까요?

최 : 사진작가님과 성격이 잘 맞는 게 중요한 것 같아요. 아무리 열심히 몸을 만들어도 현장에서 작가님과 성격이 잘 안 맞고 대화가 안 통하면 좋은 사진이 나오지 않아요. 요즘에는 작가님들도 SNS에 기존에 작업했던 보디 프로필을 많이 올리는데요, 저는 그런 것들을 보고 성향을 파악하는 편입니다. 그래서 내가 원하는 느낌의 사진이 있는지, 포트폴리오가 괜찮은지를 보는 거죠.

김 : 저도 비슷한 의견인데요, 아무리 좋은 작가, 잘 찍는 작가라도 본인과 콘셉트가 맞지 않으면 소용이 없습니다. 그래서 저는 사전에 충분히 상담을 하라는 말씀을 드리고 싶습니다. 상담을 하면서 내가 원하는 콘셉트에 적극적인 작가를 찾는 것이 가장 좋습니다.

Q. 대략적인 비용을 말씀해 주실 수 있나요?

김 : 이건 업체마다 조금씩 다른데 저희는 2가지 콘셉트 44만 원, 3가지 콘셉트 55만 원

입니다. 헤어 메이크업은 숍에 직접 가서 할 경우는 대략 11만 원이고, 출장은 22만 원 정도입니다.

Q. 마음에 드는 헤어나 메이크업을 하는 방법이 있을까요?

최 : 여성분들의 경우 정말 몸 만드는 것만큼 당일 헤어와 메이크업이 중요한 것 같아요. 몸이 아무리 멋있어도 헤어와 메이크업이 마음에 안 들면 사진 자체가 별로거든요. (웃음) 저는 하고 싶은 콘셉트에 맞는 헤어와 메이크업을 핀터 레스트에서 이미지를 찾아서 스크랩을 해 갔어요. 그리고 최종적으로 헤어와 메이크업을 해 주시는 분과 저한테 어울리는 걸 같이 찾았죠. 그렇게 했더니 제 마음에 쏙 드는 보디 프로필을 남길 수 있었어요.

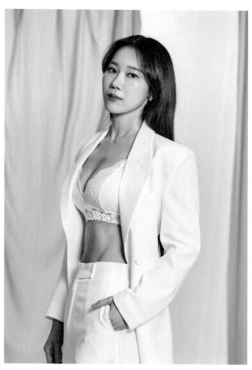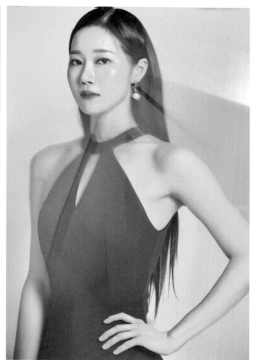

▶ 김남용 작가가 찍은 최인서 보디 프로필

Q. 기억에 남는 사람이 있나요?

김 : 여성 고객이 있었는데 초고도비만이었어요. 다이어트를 해서 30kg 정도를 감량하고 보디 프로필을 찍었거든요. 엄밀히 말해서 몸이 좋다고 할 수는 없었어요. 보통 정도? 그런데 촬영할 때 너무 행복해하고, 그 표정이 사진으로도 고스란히 드러나더라고요. 제가 찍으면서도 너무 아름답다고 느꼈습니다. 그 고객이 기억에 남아요. 사실 몸이 좋은 사람들만 보디 프로필을 찍는다고 생각하는데 꼭 그렇진 않습니다.

Q. 진상이라고 할 만한 고객도 있었을까요?

김 : 몸이 안 좋은데 근육이 잘 보이게 해 달라며 알아보지도 못할 정도로 과한 사진 보정을 요구하는 분들이 있습니다. 포토샵 기술이 아무리 발전해도 안 되는 건 있습니다. (웃음)

Q. 최근 보디 프로필을 찍는 사람이 많아졌잖아요? 보디 프로필을 찍을 때 살을 너무 많이 뺀 나머지 촬영이 끝난 후에 급격한 요요에 시달리는 일종의 부작용을 겪는 경우도 늘었다고 합니다. 이런 것들을 방지하기 위한 방법은 어떤 것이 있을까요?

최 : 밤을 새워서 시험 공부 하면 시험 끝나고 졸린 것처럼 보디 프로필을 위해서 열심히 식단 조절했으니 촬영이 끝나고 식욕이 폭발하는 것은…, 음…, 솔직히 어느 정도는 어쩔 수 없는 지점이 있다고 생각해요. 다만 촬영 이후에도 매일 30분~1시간씩은 운동하기, 아무리 식욕이 폭발해도 먹고 싶은 음식은 되도록 아침이나 점심에 먹고 저녁은 가벼운 식단을 유지하기. 이 두 가지만 잘 지켜도 급격한 요요는 막을 수 있다고 생각합니다. 덧붙여 체질 맞춤 다이어트를 참고해도 좋겠죠?

김남용 작가 인스타그램 : @star1_body
헤어메이크업 인스타그램 : @si_sun_hairmakeup

부록 3

표 재수록

〈표 1〉 운동 없이 유지 가능한, 몸무게에 따른 기초대사량

〈여성용〉

몸무게(kg)	1일 열량표(kcal)
45-48	1,200
49-52	1,300
53-55	1,400
56-60	1,500
61-65	1,600

〈남성용〉

몸무게(kg)	1일 열량표(kcal)
68-71	1,800
72-74	1,900
75-78	2,000

※ 개인차는 있을 수 있음

〈표 2〉 칼로리에 따른 단계별 다이어트 식단

칼로리 (kcal)	식단 구성	적용 기간	추천 운동
1,000	♧아침(300kcal) : 과일 200~250g, 달걀 2개 ♧점심(400kcal) : 잡곡밥 2/3공기(1공기는 약 200g)+ 채소 반찬, 국 건더기 ♧간식(50kcal) : 딸기 5알 or 바나나 50g or 사과1/3쪽 or 토마토 2개 ♧저녁(250kcal) : 살코기 150~200g, 샐러드	1~2주	가벼운 스트레칭, 천천히 걷기 (운동 안 해도 됩니다)
1,100	♧아침(270kcal) : 달걀 2개, 과일 50~100g, 살코기 70~100g, ♧점심(400kcal) : 잡곡밥 2/3공기, 채소 반찬, 국 건더기 ♧간식(180kcal) : 단백질셰이크 or 초코우유 ♧저녁(250kcal) : 살코기 150~200g, 샐러드	1~2주	
1,200	♧아침(260kcal) : 달걀 2개, 살코기 70~100g, ♧점심(500kcal) : 잡곡밥 2/3공기, 채소 반찬, 국 건더기, 생선구이 1/2조각 ♧간식(190kcal) : 단백질셰이크 or 초코우유 ♧저녁(250kcal) : 살코기 150~200g, 샐러드	1~3주	
1,300	♧아침(300kcal) : 달걀 2개, 과일 200~250g ♧점심(500kcal) : 잡곡밥 2/3공기, 채소 반찬, 국 건더기, 생선구이 1/2조각 ♧간식(250kcal) : ① 단백질셰이크 or 초코우유, ② 토마토大 2개 or 딸기 9알 ♧저녁(250kcal) : 살코기 150~200g, 샐러드	1~4주	근력 운동 20분 이상 필수. 유산소 운동은 생활 속에서 틈틈이 움직 이는 것으로 대신함.
1,400	♧아침(300kcal) : 잡곡밥 1/3공기, 샐러드, 살코기 100~150g ♧점심(500kcal) : 잡곡밥 2/3공기, 채소 반찬, 국 건더기, 생선구이 1/2조각 ♧간식(350kcal) : ① 단백질셰이크 or 초코우유, ② 과일 200~250g ♧저녁(250kcal) : 살코기 150~200g, 샐러드	1~4주	
1,500	♧아침(400kcal) : 잡곡밥 2/3공기, 샐러드, 살코기 100~150g ♧점심(500kcal) : 잡곡밥 2/3공기, 채소 반찬, 국 건더기, 생선구이 1/2조각 ♧간식(300kcal) : ① 단백질셰이크 or 초코우유, ② 과일 200~250g ♧저녁(300kcal) : 살코기 150~200g, 샐러드	1~4주	
1,600	♧아침(400kcal) : 잡곡밥 2/3공기, 샐러드, 살코기 100~150g ♧점심(500kcal) : 잡곡밥 2/3공기, 채소 반찬, 국 건더기, 생선구이 1/2조각 ♧간식(200kcal) : 단백질셰이크 or 초코우유 ♧저녁(500kcal) :잡곡밥 2/3공기, 샐러드, 살코기 150~200g	1~4주	

1,700	♣아침(400kcal) : 잡곡밥 2/3공기, 샐러드, 살코기 100~150g	1~4주	근력 운동 20분
	♣점심(500kcal) : 잡곡밥 2/3공기, 채소 반찬, 국 건더기, 생선구이 1/2조각		
	♣간식(300kcal) : ① 단백질셰이크 or 초코우유, ② 과일 200~250g		
	♣저녁(500kcal) : 잡곡밥 2/3공기, 샐러드, 살코기 150~200g		
1,800	♣아침(500kcal) : 잡곡밥 2/3공기, 샐러드, 살코기 150~200g	1~4주	이상 필수.
	♣점심(500kcal) : 잡곡밥 2/3공기, 채소 반찬, 국 건더기, 생선구이 1/2조각		유산소 운동은 생활
	♣간식(300kcal) : ① 단백질셰이크 or 초코우유, ② 과일 200~250g		속에서 틈틈이 움직
	♣저녁(500kcal) : 잡곡밥 2/3공기, 샐러드, 살코기 150~200g		이는 것으로 대신함.
1,900	♣아침(500kcal) : 잡곡밥 2/3공기, 샐러드, 살코기 150~200g	1~4주	
	♣점심(500kcal) : 잡곡밥 2/3공기, 채소 반찬, 국 건더기, 생선구이 1/2조각		
	♣간식(300kcal) : ① 단백질셰이크 or 초코우유, ② 과일 200~250g		
	♣저녁(600kcal) : 잡곡밥 2/3공기, 샐러드, 살코기 200~300g		
2,000	♣아침(600kcal) : 잡곡밥 2/3공기, 샐러드, 살코기 200~300g	1~4주	
	♣점심(500kcal) : 잡곡밥 2/3공기, 채소 반찬, 국 건더기, 생선구이 1/2조각		
	♣간식(300kcal) : ① 단백질셰이크 or 초코우유, ② 과일 200~250g		
	♣저녁(600kcal) : 잡곡밥 2/3공기, 샐러드, 살코기 200~300g		

〈표 3〉 체질별 음식

음식	태양인	태음인	소양인	소음인
과일	감, 머루, 포도, 다래 등	배, 자두, 매실, 살구 등	수박, 참외, 딸기, 바나나, 파인애플 등	사과, 귤, 토마토, 복숭아 등
잡곡밥 (곡물)	메밀, 녹두 등	율무, 기장, 수수, 현미 등	보리, 녹두, 팥 등	찹쌀, 좁쌀, 차조 등
채소	시금치, 샐러리, 씀바귀, 메밀, 아욱, 배추 등	무, 당근. 도라지, 더덕, 고사리, 연근, 마, 버섯, 콩나물, 고구마 등	상추, 호박, 우엉, 고들빼기, 오이, 죽순, 배추 등	감자, 양파, 부추, 파, 쑥갓, 미나리, 양배추, 시금치, 냉이 등
살코기	오징어, 문어, 낙지 등	쇠고기 등	돼지고기, 오리고기 등	닭고기, 양고기 등
생선	전복, 소라, 굴, 게, 해삼, 홍합 등	명태, 조기, 대구, 장어 등	굴, 해삼, 멍게, 전복, 새우, 게, 복어, 가자미 등	명태, 조기, 멸치, 미꾸라지, 고등어, 장어 등

[참고 논문 및 도서]

A Psychobiological Model of Temperament and Character, 1993

C. Robert Cloninger

Elissa Epel,-

학술지 '네이처 메디신', 2019

학술지 '비만', 2019

NCEP-ATP III에 근거한 체질별 심혈관 질환 위험도에 대한 임상적 고찰, 2008

Stunkard et al, 1955

Alison et al., 2005

국제 정신신경 내분비학회 학술지 '정신신경 내분비학' 2020

Stunkard et al, 1955; Birketvedt et al., 1999; O'Reardon et al., 2004)

Obesity & GERD, 2014

Gastrointestinal Complications of Obesity, 2017

Obesity & GERD, 2014

대한임상건강증진학회지, 2020

Diabetes & Metabolism Journal, 2019

한국생명공학연구원, 2018

dysphagia, 2019

국제의학저널 린셋, 2014

세계보건기구

사이언티픽 리포트, 2017

식이 유도 비만 흰쥐에서 솔잎착즙액을 첨가한 설기떡 조성물의 지질대사개선 효능 및 항산화 활성에 관한 연구, 김소윤

고지상 식이 흰쥐에서 오가피 추출물의 항산화 효과 및 지질개선 효과, 박영숙

오가피 추출액이 면역, 항암 및 비만에 미치는 실험적 효과, 정현우 외 4명

한국생활건강학회지, 2014

journal of cosmetic science, 2015

감국에서 분리된 Apigenin의 GABA/Benzodiazepine 수용체 Chloride Channel 복합체를 통한 수면효과, 여영만, 2011

세포 및 동물 모델에서 효소처리 감국 추출물의 지방 축적 억제효과, 이보리

Streptozotocin 유발 당뇨 쥐에서의 오디(Morus alba L.)의 항당뇨 및 항산화 효과, 김상운,

오미자 착즙박 추출물의 항산화 활성, 박보나 외1명, 2017

식이로 유도된 비만지에서 호박, 옥수수염, 팥의 항산화 활성 및 항비만에 미치는 영향 연구. 이은지

적소두 외피의 고지방식이로 유도된 비만 동물 모델에서 항비만, 항고지혈증 효가. 곽진영 외 4명)

녹두 및 대두추출물의 항암 및 항염증 활성, 임지영 외1명, 2010.

녹두를 첨가한 두부의 품질특성, 나수미, 2020

복분자 미숙과 추출물이 전립선암 세포주와 전립선비대 백서모델에 미치는 영향, 이수정 외6명, 2014, 한국식품영양과학회지

복분자 미숙과 물 추출물이 마우스의 지질대사 및 산화적 스트레스에 미치는 영향, 최혜란 외 5명, 2014, 한국식품과학회지

결명자 수용성 식이섬유가 체내 지질대사에 미치는 영향, 2004

international journal of biological macromolecules, 2008

혈우병학저널, 2015

2013, ㄱ대학교 한의과대학

*산수유 추출물의 항산화 작용에 대한 약리학적 연구, 임수환

감귤류 과피와 과육의 품종별 추출액의 항산화 활성. 백지윤 외 2명

유자, 탱자 및 귤과피 추출물의 항산화 효능과 항균효과. 이송희 외 1명

대추 추출물이 장내 미생물의 생육에 미치는 영향 및 항산화 활성. 정혜미 외 5명

The Preventive Effect of Bacillus polyfermenticus KJS-2 and Angelica gigas Nakai Extract on Triton WR-1339-induced Hyperlipidemia, 2018

복분자 추출물의 항고혈압 활성, 2014, 한국식품과학회지

제 11판 건강스포츠영양학, 이명천 외6명 저

대학경락경혈학총론

김소형의 경락마사지 30분

임상운동생리학

복분자 에탄올 추출물의 항산화 및 항용혈효능, 장태수 외 3명, 2014

stress, 로버트 새폴스키 저.

사상심학, 강용혁 저.

사상의학, 전국 한의과 대학 사상의학 교실 저.

디지털헬스케어 의료의 미래, 최윤섭 지음.

체질 맞춤 다이어트

체질 구별법부터, 식단, 지압, 스트레칭, 차 레시피까지

초판 1쇄 발행   2021년 8월 27일

지은이   최인서
펴낸이   박정우
편집   박세리, 최병철
디자인   디자인 이상

펴낸곳   출판사 시월
출판등록   2019년 10월 1일 제 406-2019-000107 호
주 소   경기도 고양시 일산동구 문봉길62번길 89-23

전 화   070-8628-8765
이메일   poemoonbook@gmail.com

ⓒ 최인서
ISBN   979-11-968705-6-0(03510)